Mulaka Shefali Jeanne
K. Haritha
M. Satyam

Inteligência Artificial em Odontologia

Mulaka Shefali Jeanne
K. Haritha
M. Satyam

Inteligência Artificial em Odontologia

Revolucionando os cuidados de saúde bucal

ScienciaScripts

Imprint

Cover image: www.ingimage.com

This book is a translation from the original published under ISBN 978-620-4-21406-1.

Publisher:
Sciencia Scripts
is a trademark of
Dodo Books Indian Ocean Ltd. and OmniScriptum S.R.L publishing group

120 High Road, East Finchley, London, N2 9ED, United Kingdom
Str. Armeneasca 28/1, office 1, Chisinau MD-2012, Republic of Moldova, Europe
Managing Directors: Ieva Konstantinova, Victoria Ursu
info@omniscriptum.com

Printed at: see last page
ISBN: 978-620-8-59882-2

Índice

Introdução

Na década anterior, ocorreram vários avanços tecnológicos no domínio da medicina dentária. Nos últimos tempos, as tecnologias estão a desenvolver-se de forma consistente e apoiam os princípios que tentam imitar o funcionamento do cérebro humano para desenvolver soluções.[1] Entre muitas revoluções industriais, a quarta revolução industrial abriu uma nova era digital em que um dos contributos mais importantes é a *INTELIGÊNCIA ARTIFICIAL*[2]

O termo "Inteligência Artificial" foi cunhado por John Mc Carthy em 1956, numa conferência em Dartmouth. A inteligência artificial é definida, em termos gerais, como a ferramenta que engloba qualquer técnica que permita aos computadores imitar o comportamento do ser humano e superar a tomada de decisões do ser humano para resolver as tarefas complexas de forma autónoma ou com uma intervenção mínima do ser humano. A inteligência artificial é habitualmente designada por "Inteligência das Máquinas", uma vez que é utilizada para demonstrar o contraste com a inteligência natural exibida pelos seres humanos e outros animais.[1]

A inteligência artificial é uma invenção crucial que imita as capacidades cognitivas humanas. Captou a atenção de cientistas de todo o mundo· A um nível mais alargado, a inteligência artificial permite a criação de máquinas inteligentes que podem realizar tarefas sem necessitar da intervenção de um ser humano. De acordo com Barr e Feigenbaum, a inteligência artificial é um ramo da ciência da computação que está envolvido no desenvolvimento de aplicações informáticas inovadoras que exibem as caraterísticas que utilizam a capacidade intelectual no comportamento individual, como a compreensão da linguagem, a aquisição de conhecimentos, o raciocínio, a resolução de problemas e muitas outras.[3]

O melhor e mais recente exemplo de inteligência artificial é o AI Chat GPT. Os outros exemplos são Siri, Cortana Alexa, Ok Google, Bixby, etc., que são utilizados como assistentes pessoais para telemóveis inteligentes.[10]

A Inteligência Artificial permeia cada vez mais a vida dos seres humanos modernos e é cada vez mais difícil encontrar áreas onde não esteja presente, pelo menos de alguma forma. Encontramo-la nos nossos smartphones, carros, aviões, bancos, cuidados de saúde, agricultura, ciência, entretenimento e em quase todo o lado; está a tornar-se, de certa forma, assustadoramente omnipresente. Tudo isto não está a acontecer (pelo menos por enquanto) porque a "Inteligência Artificial" é tão inteligente e superior, mas sim porque nós, humanos, somos inventivos, inovadores e curiosos, mas também muitas vezes preguiçosos, demasiado confortáveis e pouco dispostos a olhar criticamente para o futuro.[7]

A componente central da inteligência artificial é uma rede neuronal, concebida à semelhança do cérebro de um ser humano, que também pode simular o pensamento. Este tipo de arquitetura cerebral é constituído por neurónios fortemente interligados que funcionam essencialmente como um sistema de processamento de dados para resolver um determinado problema. O principal constituinte de qualquer rede neuronal é um neurónio artificial, que é um modelo matemático não linear inspirado num neurónio humano. Ao empilhar e concatenar neurónios artificiais e ao ligar essas camadas através de operações matemáticas, é criada uma rede que visa resolver uma tarefa específica, como a classificação de imagens.[8]

A inteligência artificial é de dois tipos: inteligência artificial virtual e inteligência artificial física. Inteligência artificial virtual - Inteligência artificial sob a forma de aplicação de software e Inteligência artificial física - Inteligência artificial sob a forma de robots. Tanto a inteligência artificial virtual como a física são aplicáveis no domínio dos cuidados de saúde. As fórmulas matemáticas para o cálculo da dosagem dos medicamentos, o diagnóstico de uma doença, o prognóstico, a marcação de consultas, a determinação das interações medicamentosas, a manutenção de registos de saúde e a imagiologia são os principais domínios do tipo virtual. O aspeto físico inclui a reabilitação, a telepresença, o apoio robótico nas cirurgias e os robots de companhia para os cuidados aos idosos.[3]

Esta técnica mundialmente reconhecida melhorou constantemente muitos sectores, incluindo a medicina, a medicina dentária, a engenharia, a informática, a energia, a mecânica, a energia, a psicologia, etc., e muitas outras disciplinas. Esta melhoria constante da inteligência artificial torna-a um elemento importante em quase todos os domínios. Como a tecnologia está a avançar rapidamente e a evoluir todos os dias, torna-se necessário acompanhar o ritmo das novas tecnologias emergentes para produzir melhores resultados. O mesmo se aplica ao ramo da medicina dentária.[10]

Utilizações da inteligência artificial nos cuidados de saúde: o diagnóstico de infecções bacterianas transmitidas pelo sangue, a interpretação de doenças e o planeamento de tratamentos têm sido o objetivo da inteligência artificial. A inteligência artificial pode ajudar a melhorar os cuidados prestados aos doentes com as mais recentes tecnologias equipadas, conduzindo a um diagnóstico exato e com o menor número de erros. A melhoria da imagiologia pode resultar numa melhor compreensão do estado do doente e as cirurgias podem ser planeadas em conformidade[12].

A utilização da Inteligência Artificial na indústria farmacêutica pode acelerar o processo de identificação de medicamentos. As instalações hospitalares equipadas com a mais recente tecnologia de apoio à interface de inteligência artificial podem ser utilizadas para gerir qualquer gravidez de alto risco, a fim de ajudar a diminuir as taxas de mortalidade e os problemas pós-parto. A inteligência artificial está também a ser utilizada para desenvolver exoesqueletos eléctricos que podem ajudar as pessoas que sofrem de paralisia ou de amputação de membros ou mãos a recuperar o controlo e a voltar a funcionar[12].

A necessidade de inteligência artificial surge quando os dentistas têm dificuldade em manter demasiados registos de pacientes e também quando as probabilidades de cometer erros humanos ao diagnosticar a doença são elevadas, ao passo que com a ajuda da inteligência artificial emergente é possível diagnosticar a doença com precisão e exatidão. Dado que a tecnologia da inteligência artificial avança a um ritmo acelerado, é de esperar um impacto crescente da inteligência artificial na medicina dentária no futuro, uma vez que proporciona enormes benefícios tanto para as clínicas dentárias como para os pacientes. Por um lado, os dentistas estão a depender cada vez mais de programas informáticos para tomar decisões. Por outro lado, os programas de computador para uso dentário estão a tornar-se cada vez mais inteligentes, precisos e fiáveis.[4]

As soluções de inteligência artificial estão a ser utilizadas para ajudar os médicos a tomar decisões em sugestões de diagnóstico, protocolos terapêuticos, medicina personalizada, monitorização de doentes e previsão e rastreio da transmissão de doenças epidemiológicas[13]. A inteligência artificial analisa e gera modalidades de aprendizagem automática, aprendizagem profunda, computação cognitiva, visão computacional para analisar e gerar discurso humano com a ajuda das máquinas que são promissoras e são praticadas na medicina dentária.[13]

A medicina dentária é uma profissão de saúde progressiva e em constante crescimento que não é uma exceção no que diz respeito à inteligência artificial. A inclusão da robótica e da inteligência artificial na medicina dentária seria um passo em frente no sentido do progresso, uma vez que as suas aplicações são imensas. Um sistema capaz de manipulação física que é alimentado por um programa inteligente seria o assistente ideal do dentista para efetuar procedimentos sensíveis à técnica. As tendências clínicas actuais e os avanços da investigação na utilização da inteligência artificial em medicina dentária registaram um desenvolvimento e um crescimento espectaculares nas últimas duas décadas.[3]

Neste mundo em rápida mutação, um currículo de base para a educação dentária precisa de ser alterado porque os cuidados de saúde estão a mudar fundamentalmente e os métodos de ensino e aprendizagem estão a sofrer uma grande transformação. De facto, são muitos os benefícios da presença da inteligência artificial na medicina dentária. Por exemplo, a adaptação do currículo básico de inteligência artificial em medicina dentária pode ajudar a aumentar a literacia em inteligência artificial dos dentistas, para que possam avaliar criticamente e utilizar conscientemente aplicações de inteligência artificial.[26]

A inteligência artificial é aplicável em muitos ramos da medicina dentária, na odontopediatria, na medicina dentária forense, na medicina dentária robótica, na prótese dentária, na endodontia, na patologia oral, na radiologia oral, na ortodontia, na periodontia, na cirurgia oral e maxilofacial, na medicina dentária de saúde pública, etc. É também necessário aprender a utilizar a tecnologia em seu benefício para fazer o trabalho inteligente e manter-se atualizado com o cenário atual. A inteligência artificial está entre as mais promissoras, com caraterísticas como a elevada exatidão e eficiência, se forem utilizados dados de formação imparciais e se um algoritmo for devidamente treinado[1].

A Inteligência Artificial representa uma abordagem eficaz para analisar dados clínicos dentários. É promissor que a medicina dentária esteja a avançar na direção da tecnologia robótica e orientada para os dados. Embora esta tecnologia tenha sido aplicada a algumas das especialidades dentárias em contextos académicos e de investigação, ainda não foi totalmente introduzida na investigação dentária nem atingiu a prontidão tecnológica e a rentabilidade para entrar no mercado dentário. São necessários mais estudos, incluindo ensaios clínicos aleatórios, para confirmar o valor deste conceito na prática dentária, com o objetivo de fornecer cuidados dentários orientados por dados e de elevado desempenho, que possam melhorar rapidamente a ciência, a economia e a prestação de opções de tratamento óptimas para o paciente.[5]

História

Fundamentos para a IA:

Existem vários tributários internos na história da formulação, investigação e desenvolvimento da INTELIGÊNCIA ARTIFICIAL. Aqui, as nossas principais preocupações são dois tributários históricos entre eles, a história da IA forte e da IA fraca. Embora os dois tributários históricos estejam de facto inseparavelmente associados, pensa-se que uma revisão histórica centrada na distinção entre eles será benéfica para refletir sobre a história global da IA de uma forma mais sistemática.[7]

Alguns académicos apontam para Aristóteles, que apresentou o conceito de IA pela primeira vez na história. Ele não sugeriu uma visão direta do aparecimento de máquinas que pudessem substituir o pensamento humano. No entanto, a sua tentativa de identificar o método de pensamento do homem como uma forma de lógica centrada no silogismo (em filosofia, é um processo de lógica em que duas afirmações gerais conduzem a uma afirmação mais particular) tornou-se, desde então, uma fonte de crença de que a informática pode substituir completamente os mecanismos de pensamento humano.[34]

Baseado nesta ideia de Aristóteles, Ramon Llull, poeta catalão do século XIV e grande teólogo missionário, publicou em 1308 um livro intitulado Ars generalis ultima (A última arte geral). Neste livro, o autor concebeu um meio mecânico de recriar a mente do homem através de uma combinação lógica de conceitos baseados na lógica de Aristóteles.

Em 1666, o matemático e filósofo alemão Gottfried Leibniz publicou um livro intitulado Dissertatio de arte combinatoria (Sobre a arte combinatória). Neste livro, o autor referiu que cada pensamento do homem é implementado através de uma combinação relativamente simples de conceitos simples. Em 1854, George Boole afirmou que o raciocínio lógico é efectuado da mesma forma que uma solução de equações com um conjunto de sistemas, assegurando a confiança na possibilidade de substituição completa do pensamento lógico e computação.[11]

No início dos anos 1900, foram criados muitos meios de comunicação social centrados na ideia de seres humanos artificiais. De tal forma que cientistas de todos os géneros começaram a colocar a questão: será possível criar um cérebro artificial? Alguns criadores chegaram mesmo a fazer algumas versões daquilo a que hoje chamamos "robots" (e a palavra foi cunhada numa peça de teatro checa em 1921), embora a maioria fosse relativamente simples. Na sua maioria, eram movidos a vapor e alguns podiam fazer expressões faciais e até andar.[11]

1921: O dramaturgo checo Karel Capek lançou uma peça de ficção científica "Os Robôs Universais de Rossum" que introduziu a ideia de "pessoas artificiais" a que chamou robôs. Esta foi a primeira utilização conhecida da palavra.

1929: O professor japonês Makoto Nishimura construiu o primeiro robot japonês, chamado Gakutensoku.[38]

1949: O cientista informático Edmund Callis Berkley publicou o livro "Giant Brains, or Machines that Think" (Cérebros Gigantes ou Máquinas que Pensam) que comparava os modelos mais recentes de computadores aos cérebros humanos.

Nascimento da IA: 1950-1956

Alan Turing publicou o seu trabalho "Computer Machinery and Intelligence", que acabou por se tornar no "Teste de Turing", utilizado pelos especialistas para medir a inteligência dos computadores. O termo "inteligência artificial" foi cunhado e passou a ser utilizado popularmente.

1950: Alan Turing publicou o livro "Computer Machinery and Intelligence", que propunha um teste à inteligência das máquinas chamado The Imitation Game [34].

1952: Um cientista informático chamado Arthur Samuel desenvolveu um programa para jogar damas, que foi o primeiro a aprender o jogo de forma autónoma.

1955: John McCarthy organizou um workshop em Dartmouth sobre "inteligência artificial", que é a primeira utilização da palavra e a forma como passou a ser usada popularmente.[7]

Maturação da IA: 1957-1979

É o período entre a criação da expressão "inteligência artificial" e a década de 1980, que foi um período de crescimento rápido e de luta pela investigação em IA. O final da década de 1950 até à década de 1960 foi uma época de criação. Desde as linguagens de programação que ainda hoje são utilizadas até aos livros e filmes que exploram a ideia de robots, a IA tornou-se rapidamente uma ideia corrente.[7]

A década de 1970 registou melhorias semelhantes, como a construção do primeiro robô antropomórfico no Japão e o primeiro exemplo de um veículo autónomo construído por um estudante licenciado em engenharia. No entanto, foi também uma época de luta para a investigação em IA, uma vez que o governo dos EUA mostrou pouco interesse em continuar a financiar a investigação em IA.[38]

1958: John McCarthy criou o LISP (acrónimo de List Processing), a primeira linguagem de programação para a investigação em IA, que ainda hoje é muito utilizada.

1959: Arthur Samuel criou o termo "machine learning" ao fazer um discurso sobre como ensinar máquinas a jogar xadrez melhor do que os humanos que as programaram.[11]

1961: O primeiro robô industrial Unimate começou a trabalhar numa linha de montagem da General Motors em Nova Jérsia, com a tarefa de transportar peças fundidas e soldar peças de automóveis (o que era considerado demasiado perigoso para os humanos).[34]

1965: Edward Feigenbaum e Joshua Lederberg criaram o primeiro "sistema pericial", que era uma forma de IA programada para reproduzir as capacidades de pensamento e de tomada de decisões dos peritos humanos.

1966: Joseph Weizenbaum criou o primeiro "chatterbot" (mais tarde abreviado para chatbot), ELIZA, um psicoterapeuta simulado, que utilizava o processamento de linguagem natural (PNL) para [7]
conversar com humanos.

1968: O matemático soviético Alexey Ivakhnenko publicou "Group Method of Data Handling" na revista "Avtomatika", que propunha uma nova abordagem à IA que mais tarde se tornaria naquilo que atualmente conhecemos como "Deep Learning".[7]

1973: Um matemático aplicado chamado James Lighthill apresentou um relatório ao Conselho Britânico da Ciência, sublinhando que os progressos não eram tão impressionantes como os que tinham sido prometidos pelos cientistas, o que levou a uma redução significativa do apoio e do financiamento do governo britânico à investigação sobre a IA[34].

1979: James L. Adams criou o Standford Cart, que se tornou um dos primeiros exemplos de um veículo autónomo. No mesmo ano, navegou com sucesso numa sala cheia de cadeiras sem interferência humana. Foi fundada a Associação Americana de Inteligência Artificial, atualmente conhecida como Associação para o Avanço da Inteligência Artificial (AAAI).

Boom da IA: 1980-1987 [11]

A maior parte da década de 1980 foi um período de rápido crescimento e interesse pela IA, atualmente designado por "boom da IA". Este crescimento deveu-se tanto a avanços na investigação como a financiamentos governamentais adicionais para apoiar os investigadores. As técnicas de aprendizagem profunda e a utilização de sistemas especializados tornaram-se mais populares, permitindo aos computadores aprender com os seus erros e tomar decisões autónomas.[7]

1980: Realiza-se em Stanford a primeira conferência da Associação Americana de Inteligência Artificial. O primeiro sistema pericial chega ao mercado comercial, conhecido por XCON (expert configuror). Foi concebido para ajudar na encomenda de sistemas informáticos, selecionando automaticamente os componentes com base nas necessidades do cliente.[38]

1981: O governo japonês atribuiu 850 milhões de dólares (mais de 2 mil milhões de dólares na moeda atual) ao projeto Computador de Quinta Geração. O seu objetivo era criar computadores que pudessem traduzir, conversar em linguagem humana e expressar raciocínio a um nível humano.

1984: A Associação Americana de Inteligência Artificial alerta para a chegada de um "inverno da IA", em que o financiamento e o interesse diminuiriam e tornariam a investigação significativamente mais difícil.

1985: Um programa de desenho autónomo conhecido como AARON é demonstrado na conferência da Associação Americana de Inteligência Artificial.

1986: Ernst Dickmann e a sua equipa da Universidade Bundeswehr de Munique criaram e demonstraram o primeiro carro sem condutor (ou carro robô). Conseguia conduzir até 55 mph em estradas que não tinham outros obstáculos ou condutores humanos.[7]

1987: Lançamento comercial do Alacrity pela Alactrious Inc. Foi o primeiro sistema de aconselhamento de gestão estratégica, que utilizava um sistema especializado complexo com mais de 3.000 regras.

inverno AI: 1987-1993

Como avisou a Associação Americana de Inteligência Artificial, chegou o inverno da IA. O termo descreve um período de baixo interesse dos consumidores, do público e do sector privado pela IA, que conduz a uma diminuição do financiamento da investigação, o que, por sua vez, leva a poucas descobertas. Tanto os investidores privados como o governo perderam o interesse na IA e suspenderam o seu financiamento devido ao elevado custo versus um retorno aparentemente baixo. Este inverno da IA deveu-se a alguns reveses no mercado das máquinas e dos sistemas periciais, incluindo o fim do projeto de quinta geração, cortes nas iniciativas de computação estratégica e um abrandamento na implantação de sistemas periciais[34].

1987: O mercado de hardware especializado baseado em LISP (acrónimo de List Processing) entrou em colapso devido a concorrentes mais baratos e mais acessíveis que podiam executar software LISP, incluindo os oferecidos pela IBM e pela Apple. Este facto levou à falência de muitas empresas especializadas em LISP, uma vez que a tecnologia era facilmente acessível.

1988: Um programador informático chamado Rollo Carpenter inventou o chatbot Jabberwacky, que programou para proporcionar conversas interessantes e divertidas aos humanos.[11]

Agentes de IA: 1993-2011

Apesar da falta de financiamento durante o inverno da IA, o início da década de 90 revelou alguns avanços impressionantes na investigação sobre IA, incluindo a introdução do primeiro sistema de IA capaz de vencer um jogador de xadrez campeão do mundo. Esta era também introduziu a IA na vida quotidiana através de inovações como o primeiro Roomba e o primeiro software de reconhecimento de voz disponível comercialmente em computadores Windows. A um aumento do interesse seguiu-se um aumento do financiamento da investigação, o que permitiu fazer ainda mais progressos.

1997: O Deep Blue (desenvolvido pela IBM) venceu o campeão mundial de xadrez, Gary Kasparov, num jogo muito publicitado, tornando-se o primeiro programa a vencer um campeão de xadrez humano. O Windows lançou um software de reconhecimento de voz (desenvolvido pela Dragon Systems).[7]

2000: A professora Cynthia Breazeal desenvolveu o primeiro robô capaz de simular emoções humanas com o seu rosto, que incluía olhos, sobrancelhas, orelhas e uma boca, a que chamou Kismet.

2002: Lançamento do primeiro Roomba[34].

2003: A Nasa aterrou dois rovers em Marte (Spirit e Opportunity) e estes navegaram na superfície do planeta sem intervenção humana.

2006: Empresas como o Twitter, o Facebook e a Netflix começaram a utilizar a IA como parte dos seus algoritmos de publicidade e de experiência do utilizador (UX).[11]

2010: A Microsoft lançou o Kinect para a Xbox 360, o primeiro hardware de jogos concebido para seguir o movimento do corpo e traduzi-lo em direcções de jogo.

2011: Um computador de processamento de linguagem natural chamado Watson (criado pela IBM) foi programado para responder a perguntas e ganhou o Jeopardy contra dois antigos campeões num jogo transmitido pela televisão. A Apple lançou o Siri, o primeiro assistente virtual popular.[7]

Inteligência Artificial Geral: 2012-presente [7]

Isto leva-nos aos desenvolvimentos mais recentes da IA, até aos dias de hoje. Assistimos a um aumento das ferramentas de IA de utilização comum, como assistentes virtuais, motores de busca, etc. Este período de tempo também popularizou a

Aprendizagem Profunda e os Grandes Dados.

2012: Dois investigadores da Google (Jeff Dean e Andrew Ng) treinaram uma rede neural para reconhecer gatos, mostrando-lhe imagens sem rótulos e sem informação de fundo.

2015: Elon Musk, Stephen Hawking e Steve Wozniak (e mais de 3.000 outras pessoas) assinaram uma carta aberta aos sistemas governamentais mundiais proibindo o desenvolvimento (e, posteriormente, a utilização) de armas autónomas para fins bélicos.

2016: A Hanson Robotics criou um robô humanoide chamado Sophia, que ficou conhecido como o primeiro "cidadão robô" e foi o primeiro robô criado com uma aparência humana realista e a capacidade de ver e replicar emoções, bem como de comunicar.

2017: O Facebook programou dois chatbots de IA para conversarem e aprenderem a negociar, mas, à medida que avançavam, acabaram por abandonar o inglês e desenvolver a sua própria língua, de forma completamente autónoma.

2018: A IA de processamento de linguagem de um grupo tecnológico chinês chamado Alibaba superou o intelecto humano num teste de leitura e compreensão de Stanford.

2019: O Alpha Star da Google atingiu o nível de Grande Mestre no jogo de vídeo Star Craft 2, superando todos os jogadores humanos, exceto 2%.

2020: A Open AI iniciou os testes beta do GPT-3, um modelo que utiliza a Aprendizagem Profunda para criar código, poesia e outras tarefas de linguagem e escrita. Embora não seja o primeiro do seu género, é o primeiro que cria conteúdos quase indistinguíveis dos criados por humanos.

2021: A Open AI desenvolveu o DALL-E, que consegue processar e compreender imagens o suficiente para produzir legendas exactas, aproximando a IA da compreensão do mundo visual.

Classificação da Inteligência Artificial

A IA pode ser classificada como

1. IA fraca

2. IA forte

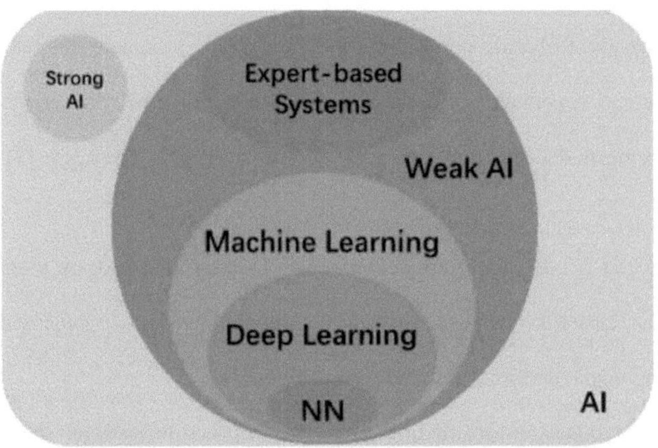

1. IA fraca:

Também designada por IA restrita, utiliza um programa treinado para resolver tarefas únicas ou específicas.

A IA atual é, na sua maioria, uma IA fraca.[3]

Exemplos:

1. Aprendizagem por reforço, por exemplo, AlphaGo, e robôs de manipulação automatizados.

2. Processamento de linguagem natural, por exemplo, tradução do Google e robô de

conversação da Amazon[10].

3. Visão por computador, por exemplo, Tesla Autopilot, e reconhecimento facial.

4. Extração de dados, por exemplo, análise de clientes do mercado e recomendação de conteúdos personalizados nas redes sociais.

A aprendizagem automática e os sistemas periciais são dois subgrupos diferentes da inteligência artificial fraca. Pode ainda ser classificada com base na teoria dos métodos como

1. **Aprendizagem supervisionada** - utiliza conjuntos de dados rotulados para treino e estes conjuntos de dados rotulados são o "supervisor" do algoritmo. O algoritmo aprende com os dados rotulados e extrai e identifica as caraterísticas comuns dos dados rotulados para fazer previsões sobre os dados não rotulados.[1] Exemplos de aprendizagem supervisionada incluem os vizinhos mais próximos, a regressão logística, a floresta aleatória e a máquina de vectores de apoio.

2. **Aprendizagem semi-supervisionada - situa-se** entre estas duas, utilizando uma pequena quantidade de dados rotulados juntamente com uma grande quantidade de dados não rotulados durante o treino.[24]

3. **A aprendizagem não supervisionada**, pelo contrário, funciona por si só para encontrar as várias caraterísticas dos dados não rotulados.

Recentemente, um novo método chamado aprendizagem fracamente supervisionada tornou-se cada vez mais popular no domínio da IA para aliviar os custos de rotulagem. Em particular, a tarefa de segmentação de objectos utiliza apenas etiquetas ao nível da imagem (ou seja, apenas se sabe quais os objectos que estão nas imagens) em vez de informações sobre os limites ou a localização dos objectos para a formação.[26]

ITEMS	SUPERVISED LEARNING	SEMI-SUPERVISED LEARNING	UNSUPERVISED LEARNING
Input type	Labelled data	A mixture of labelled and unlabelled data	Unlabelled data
Accuracy	High	Mild	Low
Complexity of the algorithm	Low	Mild	High
Types of algorithm	Regression and classification	Regression, classification,clustering and association	Clustering and association

A aprendizagem profunda é atualmente uma área de investigação muito proeminente e constitui um subconjunto da aprendizagem automática. Pode envolver tanto a aprendizagem supervisionada como a não supervisionada. A "aprendizagem profunda" representa uma "rede neural" artificial constituída por um mínimo de três camadas nodais - camadas de entrada, múltiplas camadas "ocultas" e de saída -, sendo cada camada constituída por vários números de nós interligados (neurónios artificiais).[1]

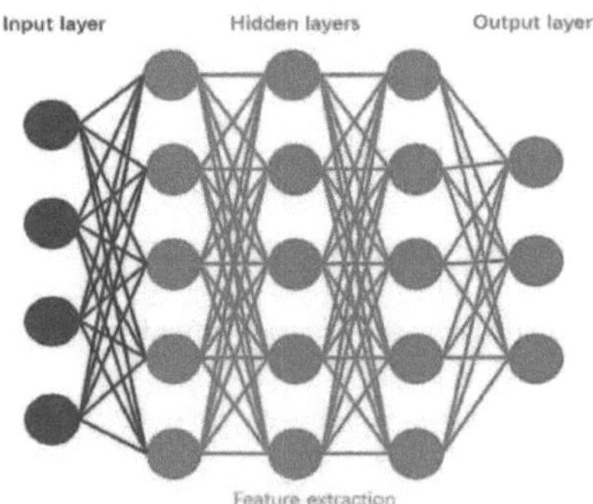

O processo de passagem de dados de uma camada para a seguinte define a rede neural como uma rede feedforward, semelhante a um modelo de árvore de decisão. Como já foi referido, uma rede neuronal profunda pode extrair caraterísticas dos dados importados, o que não requer intervenção humana . Em vez disso, pode aprender essas caraterísticas a partir de grandes conjuntos de dados. Por outro lado, os sistemas periciais requerem a intervenção humana para aprender. Por isso, são necessários menos dados.[26]

As redes neuronais (RNI) são redes de inspiração biológica que podem ser consideradas como os pilares dos algoritmos de aprendizagem profunda. Existem diferentes variações de NNs, entre as quais os tipos mais importantes de redes neurais são

1. Redes neurais artificiais (RNA),
2. Redes neurais de convolução (CNNs),
3. Redes adversariais generativas (GANs).

REDES NEURAIS ARTIFICIAIS:

As Redes Neuronais Artificiais (RNA) são compostas por um grupo de neurónios e camadas. Este modelo é uma base para a aprendizagem profunda, sendo constituído por um mínimo de três camadas. As entradas são processadas apenas no sentido ascendente. Os neurónios de entrada extraem as caraterísticas dos dados de entrada da camada de entrada e enviam os dados para as camadas ocultas, sendo que os dados passam sucessivamente por todas as camadas ocultas. Por fim, os resultados são resumidos e apresentados na camada de saída.[51] Todas as camadas ocultas das redes neuronais artificiais podem pesar os dados recebidos das camadas anteriores e efetuar ajustamentos antes de enviar os dados para a camada seguinte. Cada camada oculta actua como uma camada de entrada e saída, permitindo que as Redes Neuronais Artificiais compreendam caraterísticas mais complexas.[25]

O modelo matemático de um neurónio artificial (ou elemento de processamento) é representado de forma esquemática simplificada. O sinal de saída (s) é destacado juntamente com a sua entrada (Xi),peso (w),polarização (b),função de soma (Σ),função de ativação (f),e entrada (Xi),saída (y) associadas.[1]

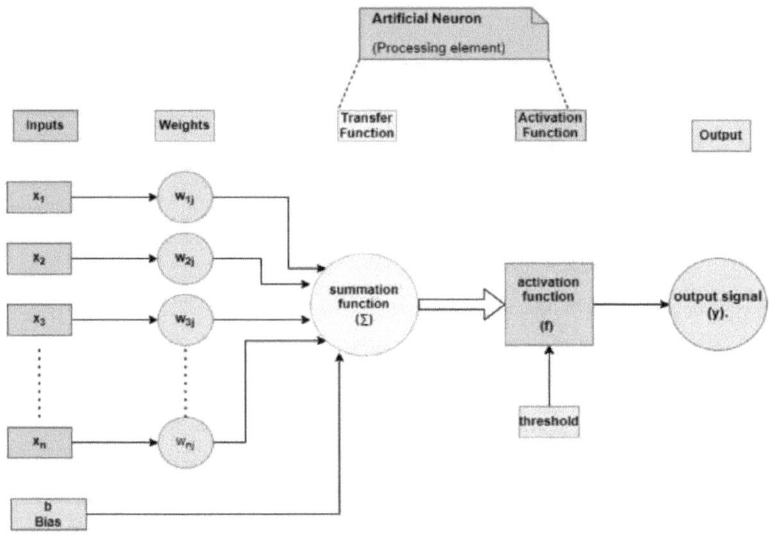

REDES NEURAIS DE CONVOLUÇÃO:

As Redes Neuronais de Convolução (CNN) são um tipo de modelo de aprendizagem profunda utilizado principalmente para o reconhecimento e a geração de imagens. A principal diferença entre as redes neuronais artificiais e as redes neuronais de convolução reside no facto de as redes neuronais de convolução serem constituídas por camadas de convolução, para além da camada de agrupamento e da camada totalmente ligada nas camadas ocultas. As camadas de convolução são utilizadas para gerar mapas de caraterísticas dos dados de entrada utilizando núcleos de convolução.[26]

A imagem de entrada é completamente dobrada pelos núcleos. Reduz a complexidade das imagens devido à partilha de pesos por convolução. A camada de pooling é geralmente seguida por cada grupo de camadas de convolução, o que reduz a dimensão dos mapas de caraterísticas para posterior extração de caraterísticas. A camada totalmente ligada é utilizada após a camada de convolução e a camada de pooling.[24] Como o nome indica, a camada totalmente ligada liga-se a todos os neurónios activados na camada anterior e transforma os mapas de caraterísticas bidimensionais em 1 dimensão. Os mapas de caraterísticas de 1 dimensão são então associados a nós de categorias para classificação. Utilizando as camadas ocultas funcionais acima referidas, as Redes Neuronais de Convolução mostraram maior eficiência e precisão no reconhecimento de imagens em comparação com as Redes Neuronais Artificiais.[1]

REDES ADVERSÁRIAS GENERATIVAS:

As redes adversariais generativas (GAN) são um tipo de algoritmo de aprendizagem profunda concebido por Goodfellow et al em 2014. Trata-se de um método de aprendizagem não supervisionada concebido para descobrir automaticamente padrões a partir dos dados de entrada e gerar novos dados com caraterísticas ou padrões semelhantes aos dos dados de entrada.[24]

As redes adversariais generativas consistem em duas redes neuronais: um gerador e um discriminador. O objetivo final do gerador é gerar dados de tal forma que o discriminador não possa determinar se os dados foram gerados pelo gerador ou pelos dados de entrada originais. O objetivo final do discriminador é distinguir o mais possível os dados gerados pelo gerador dos dados de entrada originais. As duas redes competem entre si nas Redes Adversariais Generativas, e ambas as redes melhoram a si próprias durante a competição.[51]

Desde que as redes adversariais generativas foram concebidas, a rede difundiu-se rapidamente nas aplicações de IA. São principalmente aplicadas na tradução de imagem para imagem e na geração de fotografias plausíveis de objectos, cenas e pessoas. Em

2016, Wu et al propuseram uma nova estrutura de Redes Adversárias Generativas 3Dimensionais baseada numa rede tradicional de Redes Adversárias Generativas. As redes adversariais generativas tridimensionais geram objectos tridimensionais a partir de um determinado espaço tridimensional, combinando avanços recentes em redes adversariais generativas e redes convolucionais volumétricas. Ao contrário de uma rede tradicional de Redes Adversariais Generativas, esta rede pode gerar objectos em 3Dimension diretamente ou a partir de imagens em 2dimension. Oferece uma gama mais vasta de aplicações possíveis no tratamento de dados tridimensionais em comparação com a sua forma bidimensional.[1] **2.IA forte**:

Refere-se à capacidade e inteligência da Inteligência Artificial igual à dos humanos, tem a sua própria consciência e comportamento tão flexíveis como os humanos. A inteligência artificial forte tem como objetivo criar um algoritmo multitarefa para tomar decisões em vários domínios. A investigação sobre a inteligência artificial forte tem de ser muito cautelosa, pois pode haver questões éticas e pode ser perigosa. Por conseguinte, até à data, não existem aplicações de inteligência artificial forte.[25]

Elementos-chave

Os elementos-chave da Inteligência Artificial incluem:[3]

1. Aprendizagem automática
2. Aprendizagem profunda
3. Ciência dos dados
4. Grandes volumes de dados

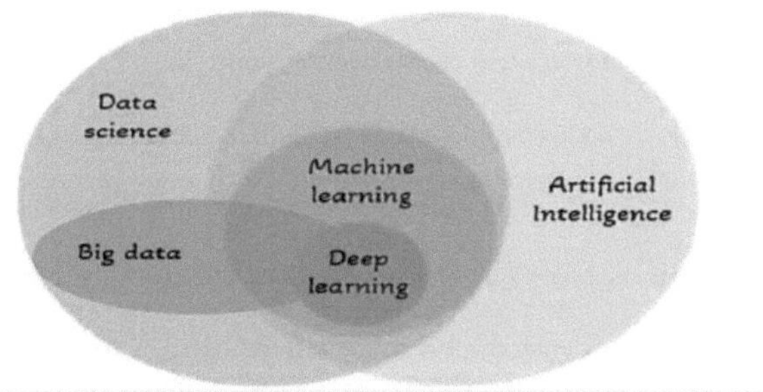

1. Aprendizagem automática:

A aprendizagem automática é o estudo científico de algoritmos e modelos estatísticos utilizados para uma vasta gama de tarefas de processamento sem necessidade de conhecimentos prévios ou de regras elaboradas manualmente. Nos últimos anos, assistiu-se à generalização da aprendizagem automática devido ao seu desempenho superior em várias aplicações de cuidados de saúde, como a medicina dentária[30].

Os algoritmos de aprendizagem automática dividem-se em 4 tipos de aprendizagem:

1. Supervisionado - Trata-se de modelos construídos por humanos com base nas entradas e saídas.[12]

2. Não supervisionado - Estes modelos dependem da intervenção humana. Não são dadas etiquetas ao algoritmo de aprendizagem, o modelo tem de descobrir a estrutura por si próprio.

3. Semi-supervisionado - situa-se entre estes dois tipos de dados e utiliza uma pequena quantidade de dados rotulados juntamente com uma grande quantidade de dados não rotulados durante o treino.[3]

4. Aprendizagem por reforço - tem classificação e controlo.

A quantidade de dados gerados pelos prestadores de serviços de saúde é enorme, o que torna o processo de análise de dados complicado. A aprendizagem automática ajuda a analisar eficazmente os dados e a obter informações acionáveis. Além disso, diferentes aplicações de medicina dentária podem beneficiar das técnicas de aprendizagem automática, que incluem o diagnóstico de doenças, o prognóstico, o tratamento e a automatização do fluxo de trabalho clínico. Além disso, a aprendizagem automática para as aplicações clínicas tem um grande potencial para transformar a prestação de serviços de saúde tradicionais.[3]

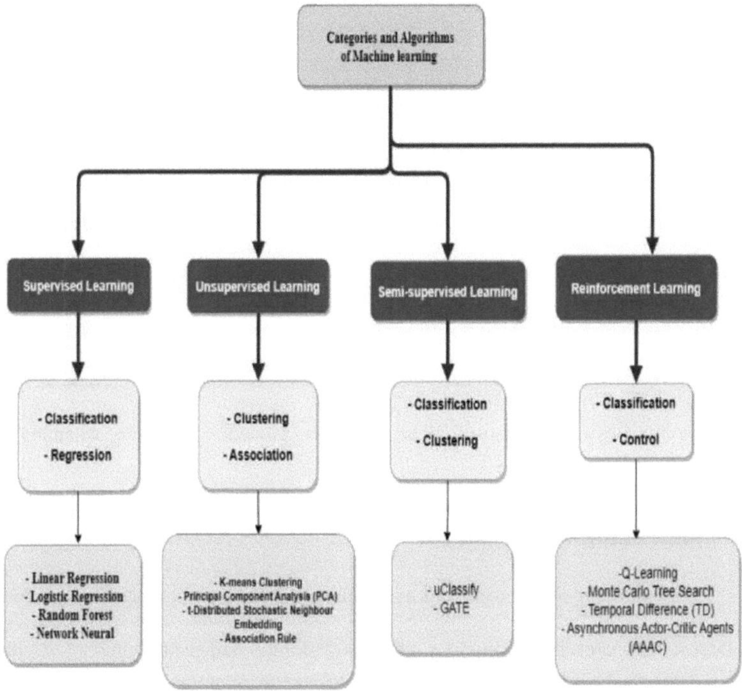

2. Aprendizagem profunda:

Nos últimos anos, assistiu-se a um aumento do interesse no domínio da aprendizagem profunda, um subcampo da aprendizagem automática, uma vez que permite às máquinas imitar a inteligência humana de formas cada vez mais independentes e sofisticadas. A aprendizagem profunda utiliza várias camadas de unidades não lineares para analisar e extrair conhecimentos úteis de grandes quantidades de dados. O conhecimento extraído é depois utilizado para produzir resultados de previsão de última geração.[9] As arquitecturas de redes neuronais utilizadas na aprendizagem profunda permitem realizar uma deteção automática e precisa nos cuidados de saúde. Com base no estudo, tem um enorme potencial para trazer aplicações genuinamente impactantes para o campo da medicina dentária.[5]

3. Ciência dos dados:

Um processo de análise de dados e de extração de informações a partir dos dados analisados. A ciência dos dados, um domínio interdisciplinar, combina técnicas estatísticas e computacionais com conhecimentos especializados em vários domínios para extrair informações e conhecimentos dos dados. Engloba uma vasta gama de actividades, incluindo a aquisição, a limpeza e o pré-processamento de dados, a análise exploratória de dados, a modelização estatística e a aprendizagem automática. A ciência dos dados encontra aplicações em diversos sectores, como os cuidados de saúde, as finanças, as redes sociais e o comércio eletrónico.[9]

4. Grandes volumes de dados:

Os megadados estão associados aos enormes recursos computacionais necessários para lidar com o crescente volume e complexidade dos dados provenientes de muitas fontes, como a Internet e as redes de sensores remotos. Os grandes volumes de dados incluem informações estruturadas, semiestruturadas ou não estruturadas, e podem existir inter-relações complexas de natureza social, cultural, económica e organizacional. Analisa uma enorme quantidade de dados que se está a expandir de forma constante na direção certa ao longo dos anos para fornecer aos consumidores informações corretas.[15]

A cultura de Big Data engloba sistemas ciber-físicos, computação em nuvem e a Internet das Coisas, também conhecida como Indústria 4.0. Estes sistemas de processamento de dados maciços envolvem frequentemente níveis significativos de automatização de processos. A atual ênfase global nos grandes volumes de dados na Internet foi associada ao aumento da inteligência artificial (IA) no diagnóstico e na tomada de decisões, na sequência dos recentes avanços na tecnologia informática[4].

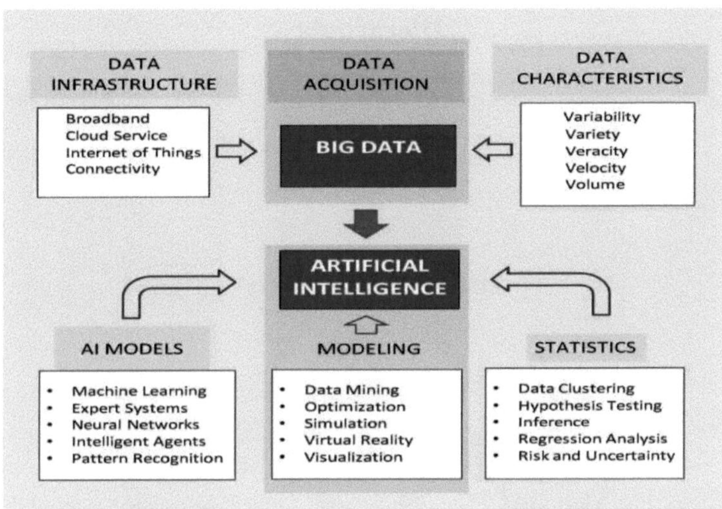
DATA INFRASTRUCTURE
Broadband
Cloud Service
Internet of Things
Connectivity
DATA ACQUISITION
BIG DATA
DATA CHARACTERISTICS
Variability
Variety
Veracity
Velocity
Volume
ARTIFICIAL INTELLIGENCE
AI MODELS
Machine Learning
Expert Systems
Neural Networks
Intelligent Agents
Pattern Recognition
MODELING
Data Mining
Optimization
Simulation
Virtual Reality
Visualization
STATISTICS
Data Clustering
Hypothesis Testing
Inference
Regression Analysis
Risk and Uncertainty

Hierarquia

A inteligência artificial, também conhecida como inteligência artificial, funciona como as máquinas e segue a hierarquia fundamental das máquinas: entrada, processamento e saída.[3]

Input Output Process

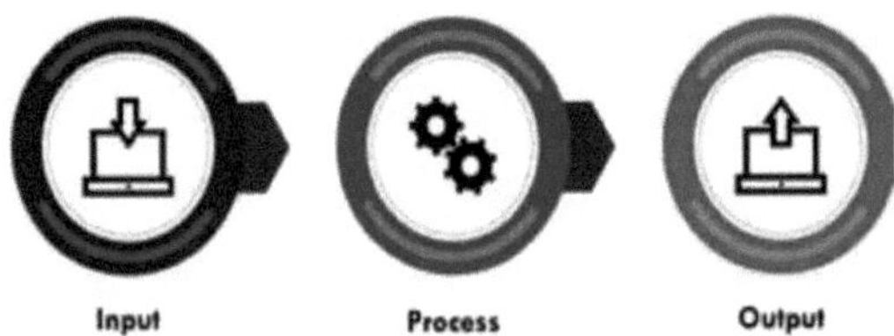

Em medicina dentária, os dados de entrada podem ser

1. Dados de voz (sons da peça de mão),
2. Dados de texto (registos médicos ou de tratamento, parâmetros experimentais), ou
3. Dados de imagem (imagens espectrais ou radiográficas, fotografias).

As redes neuronais processam estes dados de entrada e fornecem um resultado. O resultado pode ser um prognóstico, um diagnóstico, um tratamento ou uma previsão de doença. Pode interpretar sinais clínicos, fazer análises cefalométricas ou reconhecer lesões com base em diferenças de voxel para chegar a um diagnóstico.[3] Prevê o tratamento dos dados fornecidos distinguindo as estruturas normais, estimulando e avaliando os resultados, convertendo os dados de voz ou fazendo a ponte entre a aquisição de dados e a conceção assistida por computador/construção assistida por computador (CAD/CAM).

O programa de inteligência artificial pode antecipar a doença ou o seu prognóstico através da análise de genes, da priorização de factores de risco ou da previsão de resultados.

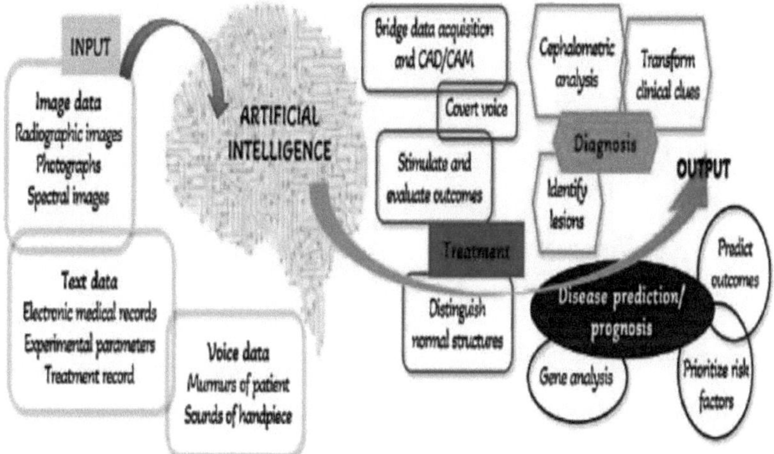

Representação esquemática da hierarquia da Inteligência Artificial

Aplicações da IA na medicina dentária

APLICAÇÕES DA IA EM MEDICINA DENTÁRIA:

1. radiologia oral
2. cirurgia oral e maxilofacial
3. Endodontia
4. Dentisteria protética
5. Periodontia
6. Medicina Dentária Pediátrica e Preventiva
7. ortodontia
8. saúde pública e medicina dentária
9. patologia oral
10. odontologia forense

1.RADIOLOGIA ORAL:

As aplicações da inteligência artificial são particularmente promissoras no domínio da radiologia oral e maxilofacial. Com um maior enfoque nos procedimentos de diagnóstico em termos de radiografias digitais/radiografias periapicais intra-orais, exames 3D e tomografia computorizada de feixe cónico (CBCT), a inteligência artificial está gradualmente a fazer o seu caminho através da radiologia em medicina dentária. As investigações recentes sobre inteligência artificial em radiologia utilizaram principalmente redes neurais convolucionais, que podem efetuar a classificação, deteção, segmentação, registo, geração e refinamento de imagens[64].

As redes neurais convolucionais também têm sido utilizadas como componente principal de redes no domínio da radiologia oral. Recentemente, foram introduzidas as redes adversárias generativas (GAN). Estes modelos geram novos dados que imitam os dados originais e consistem em duas redes que são treinadas ao competirem entre si num jogo. Melhorado Os modelos de redes adversariais generativas que utilizam redes neurais convolucionais foram aplicados a imagens radiográficas.[28]

As redes neuronais convolucionais no domínio da radiologia podem ser utilizadas para classificação, deteção e segmentação. A classificação é uma tarefa que vai desde a determinação da presença ou ausência de uma doença até à identificação do tipo de malignidade. Com os avanços na capacidade de computação, foram introduzidos modelos de redes neuronais convolucionais mais profundos e complexos para resolver problemas de classificação na análise de imagens radiográficas. A deteção é realizada para identificar e localizar regiões com lesões ou determinadas estruturas anatómicas na análise de imagens radiográficas[32].

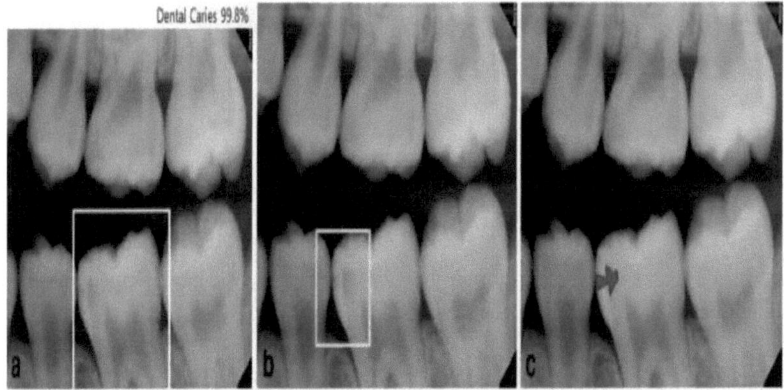

a. Dental caries is present in the rectangular box on the image (classification).

b. Dental caries is detected in the square box (detection)

c. Dental caries is segmented on the image (segmentation).

Diagnóstico radiográfico: No domínio da radiologia, foram realizados estudos sobre a inteligência artificial para o diagnóstico de uma vasta gama de doenças, cáries dentárias, doença periodontal, osteosclerose, quistos e tumores odontogénicos e doenças do seio maxilar ou das articulações temporomandibulares. Estudos também investigaram a utilização da aprendizagem profunda para o diagnóstico de cárie dentária, doença periodontal, fratura vertical da raiz, patose periapical e quistos e tumores do osso maxilar.[58]

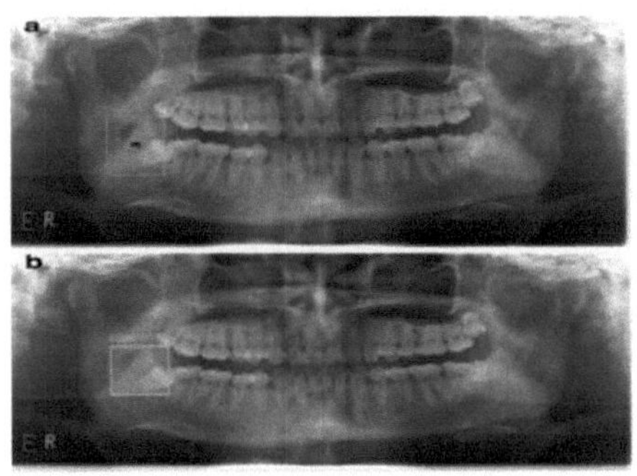

a. Odontogenic keratocyst (OKC) is labelled at the right posterior mandible on a panoramic radiograph
b. The lesion is automatically detected using deep learning.

Na década de 1990, um tipo inicial de inteligência artificial foi desenvolvido por White na Universidade da Califórnia em Los Angeles, que desenvolveu um sistema denominado "ORAD" em 1995. Este sistema foi atualizado para ORAD II e fornece diagnósticos diferenciais de doenças da FOM. Ao utilizar o sistema, o utilizador pode introduzir as caraterísticas clínicas e radiográficas de um doente no sistema e, em seguida, é fornecida uma lista de diagnósticos diferenciais. Este sistema reflecte um passo inicial na aplicação da inteligência artificial para fins de diagnóstico.[64] **Análise radiográfica:**

A análise de imagens com recurso à inteligência artificial em medicina dentária tem sido aplicada a várias tarefas, tais como a segmentação ou localização de dentes, a avaliação da qualidade óssea (osteoporose), a avaliação da idade óssea utilizando radiografias da mão e do pulso e a localização de pontos cefalométricos .[18] Os sistemas de aprendizagem profunda que utilizam estruturas de redes neuronais convolucionais têm sido aplicados no domínio da medicina dentária, tendo sido desenvolvido um sistema que utilizava imagens de tomografia computorizada de feixe cónico 3D, bem como imagens 2D. Shin et al avaliaram a eficácia clínica de um método baseado no TW3 (utiliza radiografias da mão e do pulso esquerdos para examinar a maturidade esquelética de uma pessoa), um sistema de avaliação da idade óssea totalmente automatizado que utiliza 13 regiões de interesse das *aplicações de IA em medicina dentária* em radiografias da mão e do pulso de crianças e adolescentes saudáveis da Coreia. Utilizaram uma rede neural convolucional Net-BA do grupo de geometria visual para classificar o nível de maturidade esquelética de uma região de interesse e demonstraram que este sistema de avaliação da idade óssea podia ser utilizado eficazmente para avaliações da idade óssea baseadas em TW3 utilizando radiografias do punho de crianças e adolescentes com idades compreendidas entre os 7 e os 15 anos na Coreia.[53]

Melhoria da qualidade da imagem:

A maioria das imagens médicas é suscetível de sofrer ruído durante o processo de aquisição e transmissão de imagens, em especial a geometria da tomografia computorizada de feixe cónico, que a torna vulnerável ao ruído. A redução do ruído das imagens tem sido tentada utilizando técnicas de aprendizagem automática, tais como métodos baseados em esparsos ou de filtragem. Uma aplicação importante da tecnologia de redução de ruído da imagem é a melhoria da qualidade da imagem para a tomografia computorizada de baixa dose. Embora a tomografia computorizada de baixa dose seja desejável para o planeamento e simulação do tratamento, a fim de reduzir a exposição do doente, a utilização da tomografia computorizada de baixa dose aumenta inevitavelmente o ruído.[23]

Uma vez que a aprendizagem profunda tem sido aplicada à tomografia computorizada de baixa dose em investigações recentes, estão a ser realizados ativamente estudos de redução de ruído que combinam a aprendizagem profunda com a tecnologia de aprendizagem automática para tirar partido dos efeitos da sinergia. Os artefactos de movimento causados pelos movimentos do paciente ou dos órgãos são uma questão importante que pode influenciar a precisão do diagnóstico . Estão a ser realizados estudos que utilizam redes neurais convolucionais para melhorar a qualidade das imagens desfocadas.[37]

O método de aprendizagem profunda utilizado no sistema de inteligência artificial (Diagnocat) produziu resultados mais justos através da obtenção automática de caraterísticas de imagem. O software Diagnocat AI foi utilizado para obter uma previsão binária da condição feita em exames de tomografia computorizada de feixe cónico (CBCT) 3D utilizando o seu ponto de funcionamento predefinido (pontos de controlo dos modelos treinados), que foi depois comparado com a verdade terrestre para calcular a sensibilidade (proporção de condições corretamente definidas) e a especificidade (proporção de dentes corretamente definidos que não têm condições).[22] A deteção, identificação e numeração dos dentes são os primeiros passos de diagnóstico na radiografia dentária. Algoritmos de processamento de imagens têm sido desenvolvidos com classificação e segmentação em radiografias dentárias usando morfologia matemática, contorno ativo ou métodos de level-set. A especificidade e a sensibilidade do processo de avaliação foram melhoradas com a IA e o tempo de diagnóstico necessário foi reduzido.[28]

A estrutura de IA incorporou uma rede de segmentação de instâncias de dentes de boca inteira e uma rede de segmentação de múltiplas doenças dentárias para permitir o diagnóstico de múltiplas doenças dentárias em radiografias panorâmicas numa única estrutura. Não foi utilizada nenhuma rede nova para segmentar a semântica das doenças dentárias. Uma vez que uma rede no new net (nnU-Net) pode segmentar apenas uma única doença, foram concebidas 4 redes no new net paralelas para segmentar dentes impactados, raízes residuais, cáries e coroas totais, respetivamente.[37] Tal como as outras arquitecturas U-Net, foi concebida uma configuração em forma de U de camadas de redes convolucionais com ligações de salto. Nenhuma rede nova analisou as caraterísticas do conjunto de dados de entrada e efectua operações de pré-processamento adequadas no conjunto de dados com base na informação obtida a partir da análise.[64]

Os hiperparâmetros de nenhuma rede nova foram definidos automaticamente, como o tamanho do lote de treinamento, o tamanho do bloco de imagens, os tempos de redução da amostragem, etc. Foi usada uma abordagem de validação cruzada de cinco vezes , usando a perda de entropia cruzada e a perda de dados como funções de perda durante o processo de treinamento. Escolhemos o Adam como optimizador, com a taxa de aprendizagem definida para uma estratégia de ajuste dinâmico e utilizámos uma estratégia de aumento de dados em linha durante o processo de treino.[23] Para obter a informação sobre a posição dos dentes e diagnosticar melhor a falta de dentes, foi introduzida uma rede de segmentação de instâncias de dentes chamada BDU-Net. A BDU-Net é composta principalmente por duas sub-redes. Uma é a sub-rede de região utilizada para gerar os resultados da segmentação da região, e a outra é a sub-rede de fronteira que ajusta os limites da segmentação.[37]

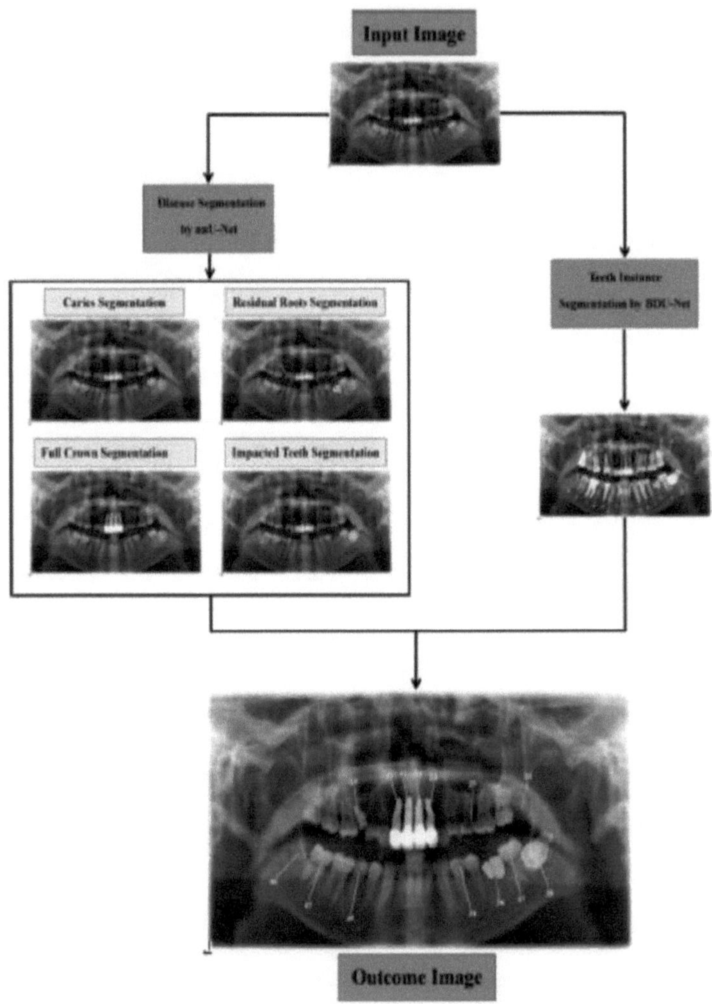

A imagiologia radiográfica é muito útil no domínio dentário, tanto para fins de diagnóstico como para garantir um tratamento adequado. Na cirurgia de implantes, ortodontia e cirurgia oral, as imagens radiográficas são analisadas quantitativamente como parte do planeamento do tratamento. A inteligência artificial é de grande valor nestes domínios.[64]

2. CIRURGIA ORAL E MAXILOFACIAL:

A Inteligência Artificial tem muitas aplicações na cirurgia oral e maxilofacial, como a colocação de implantes dentários, a remoção de tumores e objectos estranhos, biópsias e cirurgia da articulação temporomandibular (ATM). Os estudos comparativos da cirurgia de implantes orais demonstram uma precisão significativamente melhorada quando comparada com o procedimento à mão livre, mesmo quando efectuada por cirurgiões competentes.[3]

O desenvolvimento da cirurgia robótica, na qual o movimento e o intelecto do corpo humano são replicados, é a maior utilização da inteligência artificial na cirurgia oral. Com o desenvolvimento da cirurgia assistida por computador, a conceção pré-operatória da cirurgia maxilofacial continuou a melhorar. No entanto, a resolução da precisão e estabilidade em tempo real dos procedimentos de perfuração e corte continua a ser um desafio. A reconstrução mandibular é um processo complexo e exigente. A cirurgia reconstrutiva convencional requer geralmente dois grupos de cirurgiões a trabalhar durante um mínimo de 7 horas.[33] Considerando a sua precisão manual e recursos humanos limitados, a cirurgia assistida por robots surgiu como uma alternativa. Foram relatadas experiências de osteotomias realizadas por um robô (KUKA, Augsburg, Alemanha) de forma pré-programada para a reconstrução da mandíbula com retalho livre de fíbula, tendo este método demonstrado um elevado grau de precisão.[64] O papel dos robôs na cirurgia oral e maxilofacial inclui principalmente:

(1) A aquisição e reconstrução de dados de imagem 3D das estruturas orais e maxilofaciais antes da operação, a análise das caraterísticas da lesão e a conceção de um

plano de operação direcionado.[4]

(2) A segmentação exacta, a remodelação, a deslocação e a fixação do osso craniofacial de acordo com o plano cirúrgico. A robótica tem sido utilizada com sucesso na cirurgia oral e maxilofacial, podendo guiar com sucesso o robô para completar a operação, independentemente da postura mandibular, com uma precisão aceitável.[33]

Além disso, não se registou qualquer diferença discernível entre cirurgiões experientes e estagiários. De um modo geral, foi registado um menor tempo de operação, uma maior precisão intra-operatória e uma manipulação mais segura em torno de estruturas delicadas. É possível uma ressecção cirúrgica mais abrangente com orientação por imagem, reduzindo potencialmente a necessidade de cirurgias de revisão. A cirurgia sofreu uma revolução graças à IA, existindo atualmente vários cirurgiões robóticos, com uma eficiência crescente, que realizam procedimentos cirúrgicos semi-automatizados sob a supervisão de um cirurgião qualificado.[24]

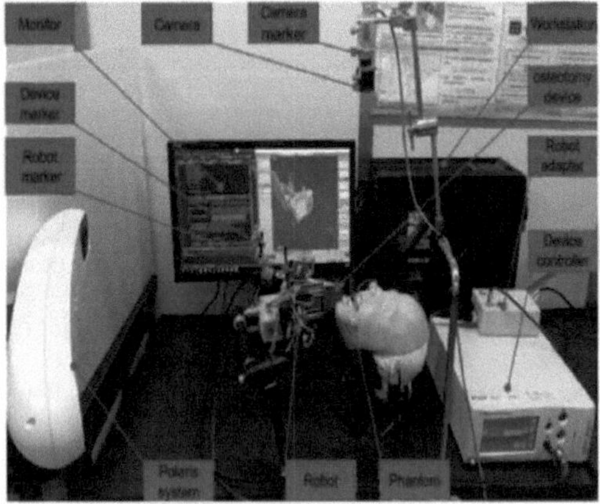

Zhang et al desenvolveram um modelo de IA utilizando o algoritmo de retropropagação de graus conjugados melhorados (BP) para prever o edema facial após a extração de terceiros molares inferiores impactados. A Neural Network Toolbox22 do MATLAB (Matrix Laboratory) foi utilizada na investigação. Bas et al. utilizaram sinais e sintomas clínicos para determinar a utilização de redes neuronais artificiais para a previsão de dois subgrupos de desarranjos internos (IDs) da articulação temporomandibular (ATM) e de articulações normais no seu estudo .[60]

Um estudo relatou a utilização de uma rede Bayesiana (BN) para diagnosticar e determinar a progressão de desordens temporomandibulares (DTMs). As imagens de ressonância magnética (RM) foram revistas e interpretadas por um radiologista maxilofacial antes de serem utilizadas no estudo. Trinta e três achados de RM e dois diagnósticos (alterações ósseas e deslocamento do disco) de pacientes com DTM foram selecionados como conjuntos de dados para o modelo. A exatidão da rede Bayesiana (BN) foi verificada comparando os resultados com 11 algoritmos diferentes, uma análise de regressão múltipla e redes neurais utilizando validação de substituição. O modelo BN identificou um diagnóstico correto para as alterações ósseas e a deslocação do disco com uma precisão de 97,62% e 99,66%, respetivamente.[22]

3. ENDODONTIA:

Na endodontia, a inteligência artificial está a ganhar maior relevância. A sua importância no planeamento do tratamento endodôntico e no diagnóstico de doenças está a aumentar neste momento. Mesmo as alterações triviais a minúsculas ao nível de um único pixel que o olho humano poderia perder podem ser encontradas utilizando redes baseadas em IA.[3]

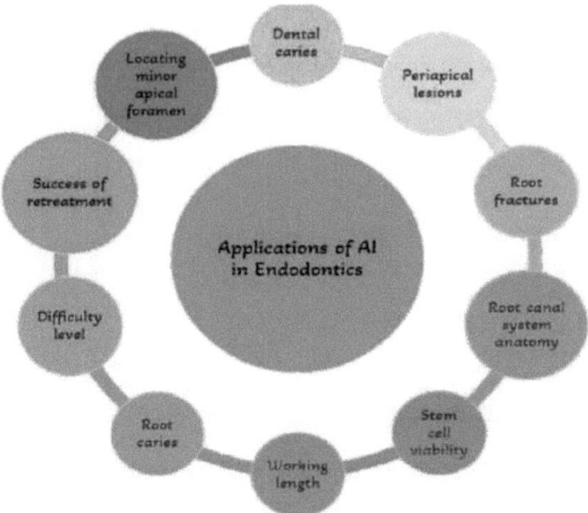

A) CARIES DENTAL:

Os algoritmos de IA são capazes de detetar cáries e cavidades relacionadas com cáries em fotografias intra-orais legíveis por máquina com uma precisão de, pelo menos, 90%. O método de Inteligência Artificial mais avançado parece ser a deteção de cáries em radiografias dentárias. Quando comparada com outros métodos de deteção de cáries, a relação custo-eficácia da IA para a deteção de cáries proximais com o diagnóstico do dentista; os resultados mostraram que a IA era mais eficaz e menos dispendiosa. O método de IA mais avançado parece ser a deteção de cáries em radiografias dentárias.[10]

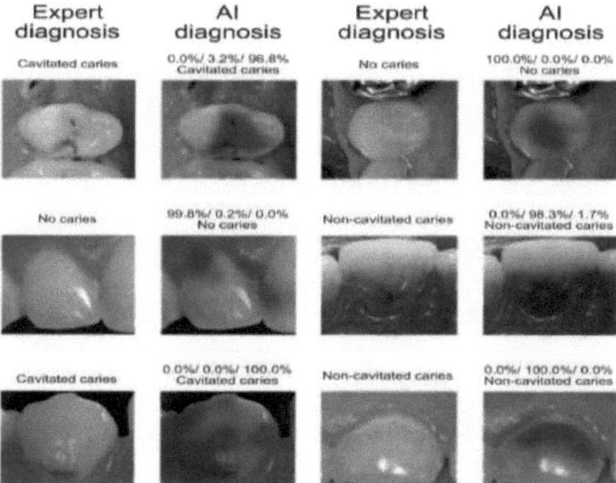

Lee et al (2018b) avaliaram 3.000 radiografias apicais usando uma rede neural convolucional baseada em aprendizagem profunda e alcançaram precisões bem acima de 80%, e seus valores de AUC variaram entre 0,845 e 0,917. [14]

Cantu et al (2020) avaliaram 3 293 radiografias bitewing e alcançaram uma exatidão de diagnóstico de 80%. Bayraktar e Aryan apresentaram um método de deteção de cáries interproximais baseado no método "you look only once" (YOLO) pré-treinado com DarkNet-53, utilizando radiografias bitewing. Os autores obtiveram uma exatidão 94,59% superior em comparação com dois dentistas experientes.[22]

B) LESÕES PERIAPICAIS:

A tomografia computorizada de feixe cónico (CBCT) foi desenvolvida como uma técnica de imagiologia 3D para detetar com precisão as lesões periapicais e avaliar a sua localização e tamanho. As caraterísticas da radiolucência periapical e da reabsorção óssea alveolar podem ajudar na criação de modelos de Inteligência Artificial para a deteção de patologia periapical e periodontite. Um modelo de algoritmo de aprendizagem profunda pode detetar com precisão as radiolucências periapicais em radiografias panorâmicas. As lesões periapicais puderam ser detectadas pelo sistema de IA , e a taxa de precisão da deteção foi de 92,8%. Têm sido aplicadas redes neurais artificiais para a identificação de lesões quísticas[63].

C) DETECÇÃO DE FRACTURAS RADICULARES:

A rede neural convolucional pode ser uma ferramenta útil para identificar fracturas radiculares verticais em radiografias panorâmicas. Numa investigação diferente, foram utilizadas radiografias periapicais e imagens de tomografia computorizada de feixe cónico (CBCT) para criar uma rede neural para identificar fracturas radiculares verticais em dentes intactos e com raízes. Em comparação com imagens de radiografias 2D, descobriram que a identificação de fracturas de raízes em imagens de tomografia computorizada de feixe cónico (CBCT) é superior em relação à especificidade, precisão e sensibilidade.[27]

Kositbowornchai et al desenvolveram uma rede neural artificial para a deteção de fracturas radiculares verticais. Foi treinada e testada utilizando 200 imagens radiográficas (50 sólidas e 150 fracturas radiculares verticais). Detectou fracturas verticais da raiz com sensibilidade (98%), especificidade (90,5%) e exatidão (95,7%).4[0]

D) DETERMINAÇÃO DO COMPRIMENTO DE TRABALHO:

A determinação correta do comprimento de trabalho é crucial para o sucesso do tratamento do canal radicular. Um método utilizado para avaliar o comprimento de trabalho é a radiografia. Outros métodos incluem o sentido tátil digital, localizadores electrónicos do ápice, a reação do paciente a uma ponta de papel ou de lima colocada no sistema de canais radiculares e imagens de tomografia computorizada de feixe cónico (CBCT). A precisão da avaliação do comprimento de trabalho pode ser melhorada utilizando RNAs como uma segunda opinião para localizar o forame apical radiográfico.

Ao utilizar radiografias periapicais para determinar constrições anatómicas menores, a rede neural artificial (96%) teve um desempenho superior ao de um endodontista (76%) por uma larga margem. Como resultado, a rede neural artificial pode ser considerada como uma abordagem precisa para determinar o comprimento de trabalho.[3]

Saghiri et al utilizaram uma rede neural artificial para avaliar a localização do forame apical para a determinação do comprimento de trabalho. Neste estudo, após a preparação da cavidade de acesso, as limas foram colocadas em dentes de raiz única para determinar o comprimento de trabalho. A localização da lima em relação ao forame apical foi avaliada radiograficamente. As radiografias foram processadas utilizando o método Otsu para realizar histogramas de limiarização de imagem baseados em forma e o comprimento do dente foi medido em MATLAB (Matrix Laboratory). A informação foi introduzida no sistema que decidiu então a medição do comprimento de trabalho. Os resultados mostraram que a rede neural artificial determinou corretamente a localização do forame apical em 93% das amostras testadas.[31]

E) MORFOLOGIA DA RAIZ E DO SISTEMA DE CANAIS RADICULARES:

Para que um tratamento endodôntico não cirúrgico seja bem sucedido, a capacidade de identificar o sistema de variações do canal radicular é fundamental. Tradicionalmente, as radiografias periapicais e a análise de imagens de tomografia computorizada de feixe cónico eram utilizadas para diagnosticar esta situação. A tomografia computorizada de feixe cónico para uso dentário, como as variantes da morfologia da raiz e do canal, pode agora ser avaliada com precisão na clínica.[3]

Embora a radiografia convencional ainda seja amplamente utilizada e desempenhe um papel essencial na patologia, diagnóstico e planeamento do tratamento dos canais radiculares, a tomografia computorizada de feixe cónico fornece imagens 3D da mais elevada qualidade. Como resultado, a radiografia convencional limitações como a distorção e a sobreposição de estruturas ósseas e dentárias deixaram de ser um problema[27].

O desempenho do sistema de aprendizagem profunda da IA na determinação da morfologia do canal radicular foi excelente. O sistema de aprendizagem profunda pode ser útil no diagnóstico e classifica imagens que podem ajudar na compreensão das imagens por médicos inexperientes. As raízes distais dos primeiros molares inferiores (radix entomolaris) puderam ser diferenciadas umas das outras com um algoritmo de aprendizagem profunda que utilizou radiografias panorâmicas. A inteligência artificial teve um desempenho exatamente igual ao de um operador humano, mas funciona muito mais rapidamente.[22]

F) PREVISÕES DE RECUO:

O paradigma do raciocínio baseado em casos (CBR) foi descrito por Campo et al. para prever os resultados do retratamento endodôntico não cirúrgico e os benefícios e riscos. Em resumo, o sistema determinou se o retratamento era necessário. O sistema incorpora informações de regiões como a realização, a recordação e as probabilidades analíticas. O poder do sistema é que ele poderia ser capaz de prever o resultado do retratamento com razoável precisão. O sistema só teria sido tão bom quanto a informação obtida a partir dos dados, o que constituiu uma limitação. O raciocínio baseado em casos é o procedimento de encontrar respostas para problemas derivados de encontros anteriores com questões semelhantes. Ao recuperar casos semelhantes, podem ser incorporados conhecimentos e informações essenciais.[40]

4. PRÓTESE DENTÁRIA:

Um assistente de desenho chamado RaPid para aplicação em prótese dentária combinou vários aspectos, como cálculos antropológicos, dimensões do rosto, etnia e preferências do paciente, de modo a apresentar ao paciente a prótese estética ideal. O RaPiD liga bases de dados, sistemas baseados no conhecimento e design assistido por computador, utilizando uma representação baseada na lógica como estrutura unificadora. Com os avanços nas redes neuronais, os laboratórios estão a utilizar a IA para criar autonomamente restaurações dentárias inovadoras que satisfazem os mais elevados padrões de ajuste, função e estética. Isto irá beneficiar a medicina dentária, mas também terá uma influência significativa nas próteses orofaciais e craniofaciais.[3]

Na prótese dentária, um processo de tratamento típico para preparar uma coroa dentária inclui a preparação do dente, a recolha de impressões, o corte do molde, o desenho da restauração, o fabrico, a prova e a cimentação. A aplicação da IA na prótese dentária reside principalmente no desenho da restauração. O desenho assistido por computador/fabricação assistida por computador (CADCAM) digitalizou o trabalho de desenho em produtos comercializados, incluindo a restauração económica Chairside de cerâmica estética (CEREC), Sirona, 3Shape, etc. Apesar de ter aumentado drasticamente a eficiência do processo de desenho através da utilização de uma biblioteca de dentes para o desenho de coroas, ainda não é possível obter um desenho personalizado para cada paciente[24].

Com o desenvolvimento da IA, novas abordagens baseadas em modelos de Redes Adversárias Generativas 2D geram uma coroa aprendendo com os desenhos dos técnicos. Os dados de treino foram mapas de profundidade 2D convertidos a partir de modelos 3D de dentes. Uma Rede Adversária Generativa Convolucional Profunda 3D é utilizada na geração de coroas e a morfologia das coroas geradas era semelhante à dos dentes naturais.[13]

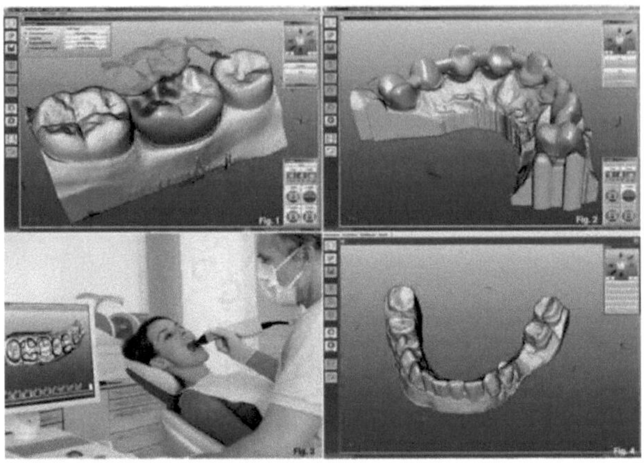

A integração da Inteligência Artificial com a conceção assistida por computador/fabrico assistido por computador ou com a impressão 3D/4D pode permitir um fluxo de trabalho mais desejável com elevada eficiência. A IA também tem sido utilizada na correspondência de cores e na previsão de descolagem de restaurações de conceção assistida por computador/fabricação assistida por computador. Para além da prótese fixa, o desenho em prótese removível é mais difícil, uma vez que é necessário ter em conta mais factores e variáveis. Não existe nenhum algoritmo de aprendizagem automática para efeitos de desenho de próteses removíveis, embora tenham sido introduzidos vários sistemas especializados (baseados no conhecimento). Os actuais algoritmos de aprendizagem automática estão mais centrados na assistência ao processo de desenho de próteses removíveis, por exemplo, classificação de arcadas dentárias e previsão da aparência facial em pacientes edêntulos.[24]

Chen et al. desenvolveram um sistema de apoio à decisão clínica (CDSS) para o desenho de próteses parciais removíveis (RPD). Os autores desenvolveram um paradigma ontológico (um ramo da fisiologia que estuda a existência) que representa a informação das condições orais do paciente e os componentes da prótese. Os desenhos de saída dos modelos foram comparados com outros selecionados por profissionais para avaliar o modelo. Os resultados demonstraram a eficiência e a capacidade do modelo em oferecer desenhos de tratamento.[26]

Moayeri et al. previram a taxa de sucesso de implantes dentários utilizando o algoritmo de árvore de decisão (DT) W-J48 para a classificação de registos. Neste estudo, foi construída uma DT com 11 variáveis diferentes relacionadas com o sucesso dos implantes. Foram analisados 224 implantes, resultando numa exatidão, sensibilidade e especificidade de 89,31, 67,17 e 95,92%, respetivamente, através de simulações realizadas com validação cruzada 10 vezes.[10]

Noutro estudo do mesmo grupo, a previsão do sucesso de implantes dentários foi testada através da combinação de W-J48, máquina de vectores de apoio (SVM), rede neural artificial (ANN), algoritmo dos vizinhos mais próximos (K-NN) e classificadores Naive Bayes num modelo híbrido, a fim de obter uma maior precisão na previsão da taxa de sucesso dos implantes. O desempenho do modelo híbrido proposto foi comparado com o dos classificadores individuais. Os resultados do teste do indicador de exatidão mostraram que o desempenho do modelo híbrido com um indicador de (90,22%) era superior ao do W-J48 (89,31%), SVM (88,00%), ANN (82,63%), K-NN (84,05%) e Naïve Bayes (85,30%). Além disso, o indicador de sensibilidade foi melhorado com a utilização do modelo híbrido (80,50%), em relação aos 67,17%, 57,69%, 61,33%, 48,08% e 53,85% obtidos com a utilização dos classificadores únicos W-J48, SVM, ANN, K-NN e Naïve Bayes, respetivamente. No entanto, é de salientar que o indicador de especificidade do modelo híbrido (93,01%) foi inferior ao do W-J48 (95,92%), SVM (97,09%), K-NN (94,77%) e Naïve Bayes (94,77%).[67]

5. PERIODONTIA:

A periodontite é uma das doenças mais comuns. É um fardo para milhares de milhões de pessoas e, se não for tratada, pode levar à mobilidade dos dentes e até à sua perda. Para prevenir a periodontite grave, é necessário um diagnóstico e tratamento precoces. Na prática clínica, o diagnóstico da doença periodontal baseia-se na avaliação das profundidades de sondagem das bolsas e da recessão gengival. O Índice de Rastreio Periodontal (PSI) é frequentemente utilizado para quantificar a perda de inserção clínica. No entanto, esta avaliação clínica tem uma baixa fiabilidade: o rastreio da doença periodontal ainda se baseia na experiência dos dentistas, e estes podem não ver a perda localizada de tecido periodontal.[38]

Na periodontia, a IA tem sido utilizada para diagnosticar a periodontite e classificar tipos plausíveis de doença periodontal. Além disso, adoptaram redes neurais convolucionais na deteção de perda óssea periodontal (PBL) em radiografias panorâmicas, avaliaram a utilidade potencial e a precisão de um algoritmo de redes neurais convolucionais proposto para detetar automaticamente dentes periodontalmente comprometidos. As condições periodontais podem ser examinadas por um algoritmo de rede neural convolucional desenvolvido pelo seu grupo de investigação utilizando dados sistémicos relacionados com a saúde. É utilizada uma rede de propagação de alimentação multicamada para a previsão efectiva do risco de periodontite.[42]

Um robô de seis eixos que foi programado com programas individuais de escovagem dentária clínica efectuou a escovagem dentária em dentes artificiais, que foram cobertos com um substrato que simula a placa bacteriana. A eficácia total da remoção da placa bacteriana da escovagem com robô foi significativamente superior à da escovagem clínica, e este novo robô pode ser utilizado para testes laboratoriais de limpeza dos dentes. Este robot de limpeza automática dos dentes ajuda as pessoas idosas ou deficientes que não conseguem lavar os dentes sozinhas. O sistema do robot é composto por um módulo de limpeza dos dentes, um braço flexível, um sistema de abastecimento de água e um sistema de segurança. Com este sistema de segurança, a ação de escovagem pára automaticamente se o utilizador levantar a mandíbula do suporte de mandíbula, evitando assim o risco de inflamação pulmonar causada por aspiração.[33]

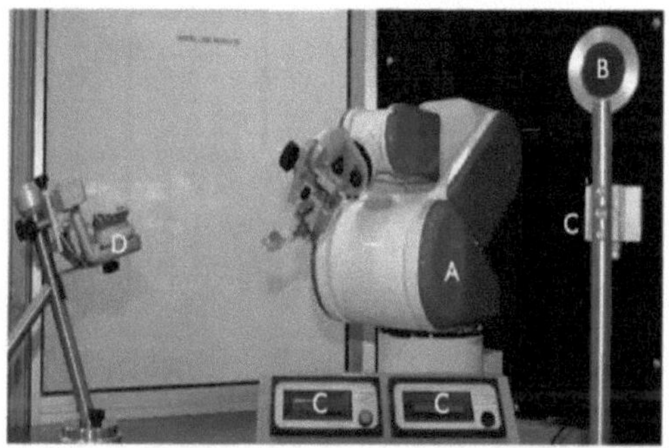

Overview of the toothbrushing simulation unit. A: six-axis robot. B: Calibrating graticule C: Two shields for calibrating the brushing force. D: Mounting plate for mandibular typodont dentitioı

Utilizando radiografias periapicais anteriores, Lee et al. avaliaram o diagnóstico e a previsão da extração de dentes periodontalmente comprometidos através do desenvolvimento de um sistema de deteção assistido por computador baseado num algoritmo de rede neural convolucional profunda (CNN). Um total de 651 radiografias periapicais foram examinadas neste estudo e categorizadas em 3 categorias diferentes após exame clínico; os dentes com nível de inserção clínica (NIC)> 3 mm foram definidos como normais; os dentes com hemorragia à sondagem (BOP) e um NIC de> 6 mm ou perda óssea radiográfica de> 4 mm foram definidos como dentes gravemente comprometidos. Entre os dentes severamente comprometidos, os dentes que foram extraídos após a aquisição das radiografias ou no acompanhamento de 3 meses foram definidos como irremediáveis. Os resultados mostraram que a precisão do diagnóstico para dentes periodontalmente comprometidos foi de 81,0% para pré-molares e 76,7% para molares e a precisão da previsão de extração de dentes severamente comprometidos foi de 82,8% para pré-molares e 73,4% para molares.[43]

Um estudo de Nakano et al. apresentou um método para classificar o mau odor oral utilizando uma máquina de vectores de suporte, uma rede neural artificial e uma árvore de decisão. Esta abordagem utiliza a concentração de metil mercaptano no ar da boca e o polimorfismo do comprimento do fragmento de restrição terminal (T-RFLPs) do gene 16S rRNA da saliva como um conjunto de dados para treinar a máquina de vectores de suporte, a rede neural artificial e a árvore de decisão. Os resultados mostraram que a máquina de vectores de apoio obteve a maior precisão de classificação com uma sensibilidade e especificidade de 51,1% e 95,0%, respetivamente, enquanto a sensibilidade e especificidade da RNA foram de 60,2% e 90,5%, respetivamente.[42]

Ozden et al. testaram a eficácia da máquina de vectores de apoio, da árvore de decisão e da rede neural artificial como sistemas de apoio à decisão clínica para o diagnóstico e a previsão da doença periodontal. As condições de entrada foram definidas utilizando 11 variáveis que foram avaliadas e codificadas numericamente: género, idade, educação, tabagismo, índice gengival (IG) e índice de placa (IP), profundidade da bolsa de sondagem (PD), CAL, recessão gengival (GR), BOP e perda óssea radiográfica (RBL). Os resultados foram classificados em 6 diagnósticos: saudável, gengivite, periodontite crónica localizada, periodontite crónica generalizada, periodontite agressiva localizada e periodontite agressiva generalizada. Os resultados mostraram que a rede neural artificial teve os piores resultados de classificação, enquanto a máquina de vectores de suporte e a árvore de decisão tiveram um desempenho semelhante com um erro de 2% e uma precisão de 98%.[25]

Além disso, um estudo de Papantonopoulos et al. relatou a construção de uma rede neural artificial (RNA) para diagnosticar corretamente os pacientes como periodontite agressiva ou periodontite crónica utilizando parâmetros clínicos e imunológicos derivados de conjuntos de dados de pacientes com periodontite. O conjunto de dados consistia em: 1- número total de monócitos, linfócitos, basófilos, neutrófilos e eosinófilos no sangue periférico, 2- número total de células CD3, CD4, CD19 e rácio CD4/CD8, 3- IgA, IgM e IgG de pacientes com periodontite, 4- níveis séricos de anticorpos em pacientes com periodontite contra agentes patogénicos periodontais, 5- níveis de citocinas IL-1, IL-2, IL-4, IL-6, TNF-a e INF-g produzidos por células mononucleares. As redes neuronais artificiais foram treinadas por valores de entropia cruzada (CE) com base na estimativa de densidade de kernel (KDE). O estudo concluiu que as redes neurais artificiais deram uma exatidão de 90%-98% na classificação dos doentes em periodontite agressiva ou periodontite crónica, com a melhor previsão global quando a rede neural artificial foi alimentada por monócitos de entropia cruzada, eosinófilos, contagens de neutrófilos e rácio CD4/CD8 como entradas.[43]

6. MEDICINA DENTÁRIA PEDIÁTRICA E PREVENTIVA:

A inteligência artificial tem várias aplicações na medicina dentária pediátrica e preventiva, que incluem

A) DETECÇÃO DE DENTES DECÍDUOS E PERMANENTES JOVENS:

A Inteligência Artificial é utilizada para reconhecer e numerar dentes decíduos em radiografias panorâmicas pediátricas, tendo sido registados bons resultados de sensibilidade e precisão. Também desempenha um papel valioso na identificação forense. Um sistema de aprendizagem profunda para reconhecimento e contagem automatizados de dentes utilizando o YOLOv4, um modelo de identificação de objectos baseado em redes neurais convolucionais, o modelo foi capaz de reconhecer e contar dentes primários e permanentes.

B) AVALIAÇÃO DA IDADE EM CRIANÇAS CRONOLÓGICAS:

É apresentado um novo método para detetar a idade cronológica de crianças e adolescentes com 415 anos de idade, utilizando imagens pantográficas digitais e modelação neural. Este método é mais simples, tem uma precisão quase perfeita e foi um dos primeiros a utilizar imagens pantográficas para a avaliação métrica da idade; no entanto, uma das suas principais limitações é o facto de não utilizar fotografias 2D e só funcionar com imagens pantográficas.[16]

C) IDENTIFICAÇÃO DE DENTES SUPRANUMERÁRIOS:

É utilizado um modelo de aprendizagem profunda para detetar mesiodens na dentição primária ou mista, o que implica que este método pode ajudar os médicos com experiência clínica limitada a realizar diagnósticos mais precisos e atempados. Foram introduzidos três modelos de redes neurais convolucionais (AlexNet, VGG16-TL e InceptionV3-TL) para excluir a presença de dentes supranumerários na fase inicial da dentição mista e, surpreendentemente, todos os três modelos tiveram um bom desempenho. Os algoritmos de aprendizagem profunda (DetecNet e AlexNet) têm o potencial de detetar dentes supranumerários maxilares impactados em radiografias panorâmicas.[1]

D) EM ANESTESIA LOCAL

O novo e melhor caminho para a prática da medicina dentária pediátrica sem injecções é o controlo da dor com dispositivos com IA. Nas crianças, os nanorrobôs anestésicos, se forem introduzidos numa suspensão no quadrante de interesse, chegarão à polpa através do sulco gengival, depois à lâmina própria e, finalmente, aos túbulos dentinários e bloquearão os potenciais de ação nos nervos sensoriais após a ativação pelo dentista e, quando este puder ordenar a desativação dos robôs, estes desativar-se-ão por si próprios[16].

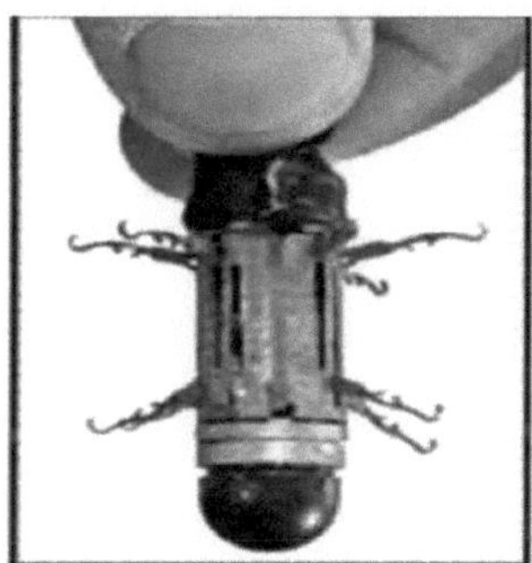

E) PROCEDIMENTOS ENDODÔNTICOS E ORTODÔNTICOS:

Os dados adquiridos a partir de imagens de diagnóstico, como radiografias periapicais, tomografias computorizadas e imagens de ressonância magnética, podem ser boas fontes de entrada para informações de realidade aumentada. Isto permite ao dentista obter informações críticas, como a anatomia complexa dos canais radiculares, mantendo a concentração no campo operatório, em contraste com os sistemas convencionais. Esta informação em tempo real apresentada tridimensionalmente no corpo do doente é mais eficiente e evita confusões em comparação com a apresentação num ecrã separado. A movimentação dentária ortodôntica precoce também está a ganhar força, com aparelhos personalizados e baseados em IA que são mais aceitáveis para a geração mais jovem.[25]

F) MODELOS DE PREVISÃO:

As Redes Adversárias Generativas (GAN) e as Redes Neuronais Artificiais (RNA) têm sido utilizadas na previsão e interpretação de actividades biológicas, tais como as cáries dentárias. Se for criada uma base de dados de treino adequada que represente os valores de uma determinada população, as Redes Adversárias Generativas (GAN) e as Redes Neuronais Artificiais (RNA) podem ser utilizadas para prever os tamanhos dos dentes não irrompidos. Um modelo derivado de uma rede neural artificial é também utilizado para prever a dor de dentes com base na sua associação com o tempo de escovagem dos dentes, a frequência diária de escovagem dos dentes, a substituição da escova de dentes de acordo com o padrão, a utilização de fio dentário, a raspagem e outros factores epigenéticos como a dieta e o exercício físico. O resultado foi um modelo preditivo de dor de dentes de grande precisão que reconhecia a boa higiene oral, os hábitos alimentares adequados e a prevenção do stress como os factores essenciais na prevenção das dores de dentes.[24]

7. ORTODONTIA:

O diagnóstico ortodôntico, o planeamento e a monitorização do tratamento são agora possíveis com recurso à Inteligência Artificial. A invenção mais recente são os cuidados ortodônticos personalizados com recurso à IA. A análise de radiografias e imagens tiradas por scanners e câmaras intra-orais pode ser utilizada para o diagnóstico e planeamento do tratamento. Isto elimina a necessidade de múltiplos procedimentos laboratoriais, bem como a produção de impressões do paciente, e os resultados são frequentemente muito mais precisos do que a perceção humana.[3]

Utilizando digitalizações 3D exactas e modelos virtuais, é simples imprimir em 3D os alinhadores de acordo com uma estratégia de tratamento única. À medida que as enormes quantidades de dados são processadas, é desenvolvido um algoritmo que determina de forma inteligente a quantidade de pressão e a forma como os dentes do paciente devem ser movidos, bem como os pontos de pressão específicos desse dente ou desses dentes. Os alinhadores assistidos por Inteligência Artificial prometem encurtar os tempos de tratamento e simplificar os horários das consultas, para além de proporcionarem uma execução precisa do tratamento e uma monitorização do progresso.[1]

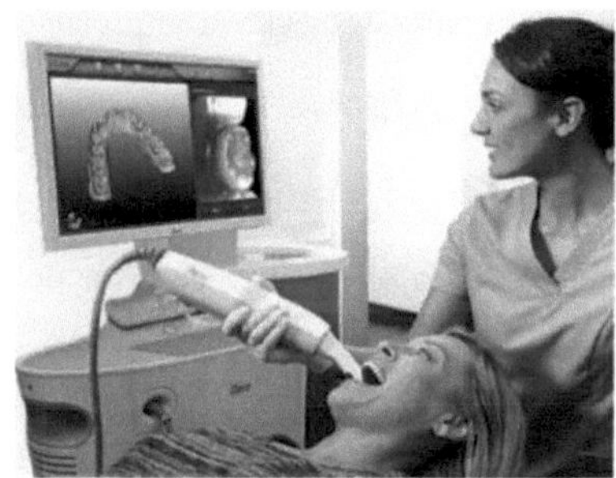

A rede neural artificial é utilizada para diagnosticar o grau de maturação das vértebras cervicais utilizando cefalogramas. O modelo atingiu uma precisão de 86,93% no estadiamento da maturação das vértebras cervicais e na classificação da morfologia das vértebras cervicais. É utilizada uma rede baseada em redes neuronais artificiais para classificar os estádios das vértebras cervicais. Verificou-se que a rede neural artificial forneceu os resultados mais estáveis com uma classificação média de 2,17 nas radiografias mão-punho em comparação com um ortodontista. Outro método baseado numa rede neural artificial foi avaliado utilizando exames ortodônticos para detetar a forma do arco. O modelo alcançou uma exatidão de 76,32%. Em termos de planeamento e prognóstico do tratamento, diferentes estudos exploraram a utilização de um método baseado em redes neuronais artificiais para diagnosticar e tomar decisões eficazes sobre o tipo de cirurgia e a extração [41].

A análise cefalométrica é considerada uma importante ferramenta na Ortodontia, que tem sido aplicada para diagnóstico e planejamento do tratamento. Nino-Sandoval et al. relataram o emprego de máquinas de vetores de suporte (SMV) para classificações de padrões esqueléticos, utilizando apenas variáveis crânio-maxilares, sem variáveis mandibulares. Nesse estudo, foram utilizados cefalogramas laterais de pacientes com classes esqueléticas I, II e III. Os resultados revelaram que o modelo de máquinas de vectores de suporte (SMV) foi capaz de diagnosticar pacientes de classe esquelética I, II e III com sensibilidade de 58,82%, 87,50% e 77,78%, respetivamente, e valor preditivo positivo de 62,50%, 77,78% e 82,35%, respetivamente. Outro estudo do mesmo grupo relatou o uso de rede neural artificial e máquina de vetor de suporte para predizer a morfologia mandibular em classe esquelética I, II e III usando variáveis crânio-maxilares de radiografias cefalométricas.[5]

Takada et al testaram o desenvolvimento de um modelo matemático que simula o diagnóstico de extrair ou não extrair dentes para um resultado ótimo do tratamento ortodôntico. Foram incluídos no estudo os registos ortodônticos e os traços morfológicos dentofaciais de 188 pacientes que tinham completado o tratamento ortodôntico. O estudo concluiu que o modelo foi capaz de prever a extração ou não de dentes com uma taxa de sucesso de 90,4⁰%.[41]

A arcada dentária e o tamanho dos dentes são factores importantes na previsão do resultado do plano de tratamento ortodôntico. Moghimi et al. desenvolveram um sistema híbrido de algoritmo genético e modelo de rede neural artificial (GA-ANN) para prever os tamanhos de caninos e pré-molares não irrompidos durante a dentição mista, em comparação com a análise de regressão linear. Nesse estudo, os dados foram obtidos a partir de medidas de moldes dentários de 106 indivíduos não tratados, utilizando como dentes de referência as larguras mesiodistais dos primeiros molares inferiores totalmente irrompidos, dos incisivos centrais e laterais e dos incisivos centrais superiores. Os resultados mostraram que as taxas de erro de predição das larguras mesiodistais de caninos e pré-molares não irrompidos, utilizando o algoritmo GA- ANN, foram menores do que aquelas utilizando a análise de regressão linear.[10]

8. SAÚDE PÚBLICA E MEDICINA DENTÁRIA:

A inteligência artificial é utilizada na saúde pública dentária, que envolve o diagnóstico, a prevenção e o controlo das doenças dentárias através da investigação, da educação e de programas de cuidados dentários em grupo.[3]

9. PATOLOGIA ORAL E MAXILOFACIAL:

A Patologia Oral e Maxilofacial (POMF) é uma especialidade que examina condições patológicas e diagnostica doenças na região oral e maxilofacial. O tipo mais grave de patologia oral e maxilofacial é o cancro oral. A inteligência artificial tem sido investigada sobretudo para a deteção de tumores e cancros com base em imagens radiográficas, microscópicas e ultra-sónicas. Além disso, a IA também pode detetar localizações anormais a partir de radiografias, tais como nervos na cavidade oral, músculos interdigitados da língua e glândulas parótidas e salivares[7].

Os algoritmos da rede neural de convolução (CNN) demonstraram ser uma ferramenta adequada para a deteção automática de cancros. A deteção e o diagnóstico precoce de várias lesões da mucosa são essenciais para classificar as lesões como benignas ou malignas. É necessária uma ressecção cirúrgica para lesões malignas. No entanto, algumas das lesões comportam-se de forma semelhante em termos de aparência, exigindo assim o diagnóstico através de lâminas de biopsia e radiografias. Os patologistas diagnosticam a doença observando a morfologia das amostras coradas em lâminas de vidro utilizando microscopia. Trata-se de um trabalho fastidioso que exige muito esforço por parte dos patologistas. De todas as biópsias que têm de ser examinadas, apenas cerca de 20% são consideradas malignas. Assim, a IA pode ser uma ferramenta adequada para ajudar os patologistas nesta tarefa[52].

A abordagem de rede neural convolucional é utilizada para detetar doenças orais potencialmente malignas (OPMD) e carcinoma espinocelular oral (OSCC) em imagens ópticas intra-orais. Para além das imagens ópticas intra-orais, a tomografia de coerência ótica tem sido utilizada na identificação de lesões benignas e malignas na mucosa oral. Os modelos de redes neurais artificiais são utilizados para distinguir lesões orais malignas e displásicas. A rede neural de convolução, AlexNet, é utilizada para distinguir a mucosa normal e anormal da cabeça e do pescoço.[10]

O algoritmo da rede neural de convolução é utilizado para diagnosticar automaticamente o carcinoma espinocelular (CEC) oral a partir de imagens de endomicroscopia confocal a laser; o algoritmo utilizado era especialmente adequado para o diagnóstico precoce do carcinoma espinocelular. Também é utilizado para identificar e distinguir o ameloblastoma e o tumor odontogénico queratocístico (KCOT). Estes dois tumores orais têm caraterísticas semelhantes nas imagens radiográficas. Comparando os resultados gerados por computador com os resultados da biopsia, verificou-se que a exatidão do algoritmo da rede neural de convolução era de 83% e o tempo de diagnóstico de 38 segundos. Estes valores são semelhantes aos dos especialistas em medicina oral e maxilofacial[30].

Chang et al utilizaram uma rede neural artificial, uma máquina de vectores de apoio, uma regressão logística e um sistema de inferência difusa baseado numa rede adaptativa (ANFIS) para determinar o prognóstico do cancro oral. Foram utilizados dados de variáveis clinicopatológicas (dados demográficos, dados clínicos e dados patológicos) e variáveis genómicas (expressão nuclear dos marcadores p53 e p63) para treinar os modelos. Os resultados mostraram que o modelo híbrido forneceu a melhor precisão (93,81%) para o prognóstico do cancro oral.[17]

Num estudo recente, Scrobota et al. utilizaram a lógica difusa para a avaliação do risco de cancro oral. Foram utilizados como dados de entrada ensaios séricos de malondialdeído e capacidade doadora de protões de 16 pacientes diagnosticados com doenças malignas orais. Os dados de saída foram gerados através de regras de inferência "IF-THEN". O estudo concluiu que quando o risco de cancro atinge o valor máximo, o malondialdeído é muito elevado e os protões dadores são muito baixos.[52]

10. ODONTOLOGIA FORENSE:

A Inteligência Artificial é cada vez mais utilizada na medicina dentária forense. Embora se trate principalmente de uma aplicação prática com um objetivo relativamente restrito, existem também exemplos em que a Inteligência Artificial se tornou quase um lugar comum no trabalho dos dentistas forenses. As tecnologias baseadas na Inteligência Artificial utilizadas na medicina dentária forense incluem as redes neuronais profundas, as redes neuronais artificiais, a aprendizagem automática e a tecnologia informática. A Inteligência Artificial pode ser utilizada de várias formas para melhorar a medicina dentária forense, incluindo:[34]

1) Identificação dentária:

A Inteligência Artificial pode ajudar os dentistas forenses na análise de imagens dentárias, tais como radiografias, na identificação e correspondência de indivíduos com base nos seus dentes e maxilares.[12]

2) Estimativa de idade:

A Inteligência Artificial pode ser utilizada para analisar imagens dentárias para ajudar os dentistas forenses a estimar a idade e o sexo dos indivíduos. O sistema de Inteligência Artificial pode ser treinado para reconhecer padrões e caraterísticas associados a diferentes idades e depois utilizar este conhecimento para estimar a idade de uma pessoa desconhecida. Na estimativa da idade dentária, a Inteligência Artificial pode ser utilizada para analisar imagens dentárias, como radiografias, para estimar a idade de uma pessoa com base no desenvolvimento e desgaste dos seus dentes.[34] Na estimativa da idade do esqueleto,

A Inteligência Artificial pode ser utilizada para analisar imagens do esqueleto, como radiografias ou TAC, para estimar a idade de uma pessoa com base no desenvolvimento e degeneração dos seus ossos.

Seo et al. utilizaram uma abordagem de foco profundo para estimar a idade óssea a partir de cefalogramas laterais. Incluíram 900 participantes com idades compreendidas entre os 4 e os 18 anos e o modelo de regressão para estimar a idade óssea a partir de imagens segmentadas das vértebras cervicais. Os resultados produziram valores médios de erro absoluto médio e de raiz do erro quadrático médio de 0,300 e 0,390 24 anos.[24]

3) Determinação do sexo:

Se o estado de conservação for bom, o exame dos órgãos genitais externos, como a presença ou ausência de pénis e testículos, pode ser utilizado para determinar o sexo. Além disso, podem ser utilizados outros parâmetros.

a) Estrutura do esqueleto: O tamanho e a forma dos ossos, como a pélvis, podem explicar o sexo de uma pessoa.

b) Medidas cranianas: As medidas cranianas, como o tamanho da testa, do maxilar e da crista da sobrancelha, também podem ajudar a determinar o sexo.

c) Caraterísticas dentárias: Podem ser utilizadas as diferenças de tamanho, forma e erupção dos dentes entre homens e mulheres.

A determinação do sexo com base na Inteligência Artificial é uma tecnologia ainda em desenvolvimento e a sua precisão pode variar consoante o caso específico de utilização e a qualidade dos dados utilizados para treinar o sistema[34].

4) Reconstrução facial:

A Inteligência Artificial pode ser utilizada para criar modelos 3D de dentes e maxilares para utilização na reconstrução facial de restos mortais não identificados.[13]

5) Análise da marca de mordida:

A Inteligência Artificial pode ser utilizada para analisar e fazer corresponder marcas de dentadas que podem ser utilizadas como prova em processos penais. A Inteligência Artificial pode ser útil na análise de marcas de dentadas de várias formas.

a) Melhoramento de imagens: A Inteligência Artificial pode melhorar as imagens de marcas de dentadas, facilitando a sua análise pelos dentistas forenses e a identificação de padrões e caraterísticas.

b) Correspondência: A Inteligência Artificial pode ser utilizada para analisar e fazer corresponder marcas de dentadas, que podem ser utilizadas como prova em processos criminais.

Uma pessoa pode ser classificada como suspeita ou excluída através da comparação das marcas de dentadas encontradas numa vítima ou num objeto com os registos dentários de um suspeito[34].

6) Bases de dados dentárias:

A Inteligência Artificial pode ser utilizada para procurar e comparar dados dentários em bases de dados, o que ajuda a identificar os indivíduos.

7) Chatbots:

Os chatbots alimentados por inteligência artificial podem ser utilizados para responder a perguntas e educar as pessoas sobre a medicina dentária forense.[10]

8) Bioimpressão 3d:

A técnica de bioimpressão 3D amplamente utilizada em aplicações dentárias é a técnica baseada na extrusão, seguida da bioimpressão assistida por jato de tinta e por laser. A bioimpressão por extrusão utiliza um sistema pneumático ou um sistema baseado em pistão/parafuso para ejetar um fluxo contínuo de tinta biológica. O sistema pneumático utiliza ar comprimido, enquanto o tipo mecânico utiliza um parafuso ou pistão para forçar a saída do biotinta do bocal.

O método baseado na extrusão é um método preferido para o fabrico de construções 3D devido à vasta seleção de biomateriais com concentrações e viscosidades elevadas. A viscosidade adequada dos biomateriais utilizando a técnica de extrusão situa-se no intervalo de 30-60 $x10^7$ mPa/s. A impressão exacta, a velocidade rápida e o baixo custo são algumas das vantagens desta abordagem. Esta tecnologia, em combinação com a engenharia avançada de tecidos, tem
grande potencial para enfrentar alguns dos principais desafios na reconstrução craniofacial e na regeneração funcional dos tecidos dentários, como o osso alveolar, o ligamento periodontal e o complexo dentina-polpa.[20]

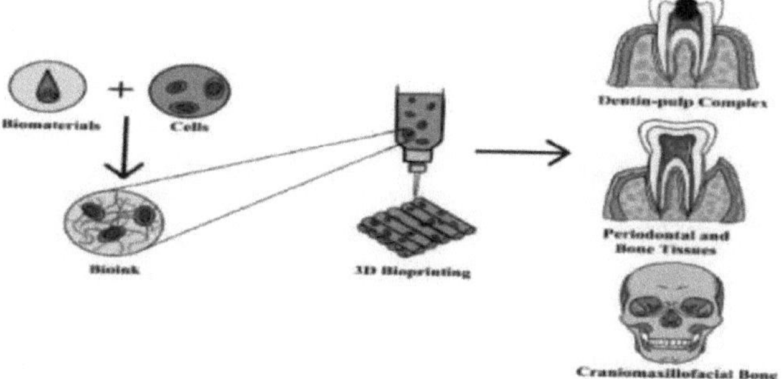

9) Reconstrução 3D:

A tecnologia de reconstrução 3D tem sido amplamente utilizada para a imagiologia e análise 3D de tratamentos ortodônticos, linhas dentárias para tratamentos de restauração, osso craniofacial, tecidos moles, moldes dentários, navegação cirúrgica e outras áreas da medicina dentária.[19]

a) Registo da morfologia craniana:

No registo da morfologia craniana, a imagem laser é amplamente favorecida por médicos e investigadores devido à sua simplicidade, portabilidade e grande quantidade de dados, oferecendo uma vasta gama de possibilidades para uma análise detalhada e precisa de todo o complexo craniofacial e tratamento virtual, que pode desempenhar um papel importante tanto no tratamento clínico como na investigação complementar. Por exemplo, Xiaojun et al. combinaram a varredura a laser com outras técnicas para desenvolver um sistema de simulação computacional dos movimentos mandibulares.[20]

Terajima et al. combinaram um scanner laser sem contacto para formar um novo método de análise quadridimensional da função oral e dos maxilares. Na aplicação clínica de Ivanov et al., o scanner laser deu um excelente contributo para a imagiologia do maxilar superior. Jurda et al. também utilizaram técnicas de imagem a laser para registar a morfologia craniana[25].

b) Registo do rosto humano e dos tecidos moles:

As vantagens inerentes à captura rápida, resistência à interferência e alta resolução, bem como a direção histórica da tecnologia, ditaram um elevado grau de adequação da imagiologia a laser para a imagiologia da face e dos tecidos moles. Uma grande quantidade de literatura demonstra que a imagiologia laser é amplamente utilizada neste domínio e a precisão da imagiologia laser para a imagiologia de tecidos moles tem sido amplamente notada e repetidamente demonstrada. Além disso, os scanners laser têm aplicações fáceis e podem criar imagens 3D com aplicações extraordinárias. A captura em 3D da face humana e da morfologia dos tecidos moles é um suporte indispensável para o planeamento do tratamento e para o desempenho da cirurgia plástica e reconstrutiva, especialmente da fenda labial e palatina (FLP)[19].

Embora a maioria dos estudos sobre tecidos moles seja efectuada por digitalização de superfícies a laser, tal como apoiado pelo Canto G sobre a imagiologia 3D de pacientes com fendas labiais, uma vez que está a aumentar constantemente. Os principais scanners relevantes atualmente disponíveis no mercado são o FastSCAN™ e o Solutionix. É de salientar que, embora o LIDAR utilize radiação não ionizante para a obtenção de imagens, os danos provocados pelo laser nos olhos devem ser tidos em conta aquando da sua utilização para a reconstrução 3D do rosto humano. A limitação da dose e a otimização das medidas de proteção devem ser mais investigadas.[20]

c) Registo de moldes dentários:

Os dados obtidos a partir de modelos dentários são úteis para o diagnóstico e a determinação de planos de tratamento. Os investigadores também utilizaram a imagiologia laser para obter a morfologia 3D de modelos dentários, como Yousef et al. e

Noh et al. observaram que a precisão da integração de imagens dentárias obtidas a partir de exames laser em imagens de tomografia computorizada de feixe cónico (CBCT) maxilofacial poderia ser melhorada. O desenvolvedor do scanner intra-oral Minolta é o exemplo mais típico, e a precisão e a velocidade de digitalização têm vindo a aumentar num curto período de tempo. Em conclusão, no domínio atual da digitalização intra-oral, a deteção de luz e a

(LIDAR) integra as vantagens da portabilidade, velocidade, facilidade de operação, simplicidade e tamanho reduzido, e também se tornou uma tecnologia comum.[24]

Como já foi referido, existe uma vasta gama de aplicações da inteligência artificial em medicina dentária, sendo a mais promissora, com caraterísticas como a elevada precisão e eficiência, se forem utilizados dados de formação imparciais e se o algoritmo for devidamente treinado. Os médicos dentistas podem identificar a IA como uma ferramenta suplementar para reduzir a sua carga de trabalho e melhorar a precisão e o rigor no diagnóstico, na tomada de decisões, no planeamento do tratamento, na previsão dos resultados do tratamento e no prognóstico da doença. Os objectivos futuros do desenvolvimento da IA em dentistry podem ser esperados não só para melhorar os cuidados ao paciente e o trabalho do dentista, mas também para ultrapassar os especialistas humanos na obtenção de diagnósticos mais atempados.[4]

Vantagens

A inteligência artificial na medicina dentária começou a florescer nos últimos anos. Do ponto de vista da medicina dentária, as aplicações da IA podem ser classificadas em diagnóstico, tomada de decisões, planeamento do tratamento e previsão dos resultados do tratamento. Entre todas as aplicações de IA em medicina dentária, a mais popular é o diagnóstico. A IA pode efetuar diagnósticos mais precisos e eficientes, reduzindo assim a carga de trabalho dos dentistas. A IA pode ajudar a melhorar os cuidados prestados aos pacientes com as mais recentes tecnologias equipadas, conduzindo a diagnósticos exactos e menos erróneos[28].

Por um lado, os dentistas estão a depender cada vez mais de programas informáticos para tomar decisões. Por outro lado, os programas informáticos para uso dentário estão a tornar-se cada vez mais inteligentes, precisos e fiáveis. A investigação sobre Inteligência Artificial estendeu-se a quase todos os campos da medicina dentária. A melhoria da imagiologia pode resultar numa melhor compreensão do estado do doente e as cirurgias podem ser planeadas em conformidade.[34]

Para além de diagnosticar doenças utilizando uma única fonte de informação dirigida a uma doença específica, a IA pode aprender com múltiplas fontes de informação (dados multimodais) para diagnosticar para além das capacidades humanas. Pode ser vista como outra ferramenta valiosa para ajudar os profissionais de medicina dentária em várias fases dos casos clínicos.[28] Para fornecer apoio especializado aos profissionais de saúde, a inteligência artificial pode ser utilizada como sistemas de apoio à decisão clínica (CDSS). Além disso, esses sistemas ajudam os médicos dentistas a obter melhores resultados em matéria de saúde dentária. Do mesmo modo, o sistema de apoio à decisão clínica baseado na lógica difusa (FL) também proporciona meios eficazes para lidar com as incertezas no processo de tomada de decisão.[57] As outras vantagens incluem 1. Maior confiança no diagnóstico.

2. Redução do tempo[18]
3. Gestão da doença mais personalizada e baseada em provas.
4. Melhoria da compreensão da saúde[12].
5. Permite um acesso mais fácil a um grande conjunto de dados e uma análise mais pormenorizada.
6. Prever e prevenir a incidência de complicações dentárias.[29]
7. Fornece uma abordagem eficaz para analisar dados clínicos dentários.
8. Oferecer ao paciente uma hora de marcação conveniente reduz o potencial de agitação e atividade devido ao grande número de pacientes que chegam por dia[45].
9. Informar o dentista e os pacientes sobre os próximos controlos quando os factores hereditários ou de estilo de vida sugerem uma maior vulnerabilidade a problemas orais. (por exemplo, o rastreio periodontal do doente diabético e os utilizadores de tabaco fumado e sem combustão serão regularmente testados para o rastreio do cancro oral).
10. Tratar da papelada e dos seguros[22]
11. Fornecer ao dentista informações sobre as alergias e doenças que o doente já tem antes da visita.
12. Fornecer ao dentista o historial médico do associado. Isto ajudará o médico a finalizar o plano relativo ao diagnóstico do doente. Isto também ajuda a planear a cirurgia para o doente.[36]
13. Oferecer serviços telefónicos em tempo útil nos casos em que o dentista não pode chegar ao hospital[45].

Limitações

Embora as técnicas de Inteligência Artificial tenham sido cada vez mais utilizadas no domínio da medicina dentária, é necessário abordar certas limitações para melhorar o desempenho, a fiabilidade e a generalização dos modelos baseados na Inteligência Artificial. Algumas das limitações são:

- **Capacidade computacional:**

As técnicas baseadas na Inteligência Artificial exigem uma quantidade significativa de capacidade de processamento paralelo para acompanhar as exigências. Há certas limitações de recursos computacionais, como a memória RAM e os ciclos de GPU, que são necessários para suportar essas abordagens.[13]

- **Fiabilidade:**

É essencial num contexto clínico e envolve a equidade ética, a exatidão do sistema e a confiança/aceitação desses sistemas por parte dos doentes. Uma fiabilidade limitada causa 12

consequências espúrias.

- **Generalização:**

As questões de generalização são uma preocupação dominante nas diretrizes clínicas, sendo necessário um nível preciso de generalização para a aplicação de modelos baseados em IA nas práticas clínicas e para garantir o seu bom desempenho prospetivo.[13]

- **Desequilíbrio entre classes:**

A diferença no número de amostras que representam cada classe nos dados é designada por desequilíbrio de classes. A falta de conjuntos de dados de alta qualidade e rotulados limita a implementação de modelos robustos e exactos baseados na Inteligência Artificial.[12]

- **Sobreajuste:**

Devido à elevada complexidade em termos de parâmetros dos modelos de aprendizagem profunda, é mais provável que os modelos se ajustem demasiado aos dados de formação, afectando assim a generalização dos resultados.[50]

As três principais razões pelas quais a medicina dentária ainda não adoptou plenamente as tecnologias de IA. A resolução destas razões ajudará a melhorar as tecnologias de Inteligência Artificial dentária e a facilitar a sua adoção nos cuidados clínicos. As três principais razões são:

Em primeiro lugar, os dados médicos e dentários não estão tão disponíveis e acessíveis como outros dados, devido a preocupações com a proteção de dados e a obstáculos organizacionais. Os dados estão frequentemente fechados em sistemas segregados, individualizados e pouco interoperáveis. Os conjuntos de dados carecem de estrutura e são frequentemente relativamente pequenos, pelo menos quando comparados com outros conjuntos de dados no domínio da Inteligência Artificial. Os dados sobre cada paciente são complexos, multidimensionais e sensíveis, com opções limitadas para os triangular ou validar. Os dados médicos e dentários, por exemplo a partir de registos médicos electrónicos, apresentam uma baixa exaustividade variável, com dados frequentemente em falta de forma sistemática e não aleatória. A amostragem conduz frequentemente a enviesamentos de seleção, com indivíduos excessivamente doentes (por exemplo, dados hospitalares), excessivamente saudáveis (por exemplo, dados recolhidos por dispositivos portáteis) ou excessivamente ricos (por exemplo, dados das pessoas que pagam cuidados dentários em países sem cobertura universal de cuidados de saúde) a estarem sobre-representados. As aplicações de Inteligência Artificial desenvolvidas com base nesses dados serão inerentemente tendenciosas (Gianfrancesco et al. 2018).[12]

Em segundo lugar, o processamento de dados e a medição e validação de resultados são, muitas vezes, insuficientemente replicáveis e robustos na investigação em Inteligência Artificial dentária (Schwendicke et al. 2019). Continua a não ser claro como os conjuntos de dados foram selecionados, curados e pré-processados. Muitas vezes, os dados são utilizados tanto para treino como para teste, o que leva a um "enviesamento de bisbilhotice de dados" (Gianfrancesco et al. 2018; England e Cheng 2019). Normalmente não é possível definir um padrão de ouro "rígido" e não há acordo sobre quantos especialistas são necessários para rotular um ponto de dados e como fundir diferentes rótulos de tais padrões de ouro "difusos".[12]

Em terceiro lugar, os resultados da Inteligência Artificial em medicina dentária não são, muitas vezes, facilmente identificáveis.
aplicável: A informação única fornecida pela maioria das aplicações de Inteligência Artificial dentária actuais só parcialmente informará a tomada de decisões necessárias e complexas nos cuidados clínicos. Além disso, as questões relativas às responsabilidades e à transparência continuam sem resposta.[12]

A utilização da Inteligência Artificial para resolver problemas exige que o algoritmo seja abrangente, com múltiplas aplicações para resolver uma única questão. Tal como a natureza da extração de dados, a Inteligência Artificial pode refletir os resultados apenas subjetivamente, com associações e não com causalidade. A Inteligência Artificial não permite uma interpretação direta; pode ocorrer uma má interpretação devido à má conduta dos algoritmos. Os programas de Inteligência Artificial ainda precisam de ser desenvolvidos em colaborações que envolvam clínicos experientes e engenheiros informáticos especializados para minimizar os potenciais riscos da Inteligência Artificial. Foram comunicados vários problemas com o IBM Watson, indicando que a aplicação da inteligência artificial nos cuidados de saúde pode ainda não estar madura e requer melhorias substanciais.[25]

A responsabilidade será outra questão crescente se o trabalho de diagnóstico começar a depender demasiado do sistema de Inteligência Artificial. Os médicos devem estar sempre atentos e ser cautelosos ao interpretarem as informações fornecidas pela Inteligência Artificial. A proteção da informação médica ao abrigo da HIPAA (Health Insurance Portability and Accountability Act de 1996) na utilização da IA é outra preocupação. A maior parte da aprendizagem automática requer dados para formação. O intercâmbio de conjuntos de formação e a aplicação de modelos devem ser efectuados com precaução para evitar violar os regulamentos da HIPAA (Health Insurance Portability and Accountability Act de 1996).[2]

É ainda pouco provável que a Inteligência Artificial substitua a relação dentista-doente num futuro previsível, uma vez que os elementos humanos são também de extrema importância na tomada de decisões para gerir os cuidados dentários. A comunicação baseada na Inteligência Artificial carece frequentemente de intencionalidade, pelo que constitui um obstáculo significativo a nível da comunicação. Continuam a existir desafios éticos e jurídicos; os debates sobre a privacidade dos dados, a segurança e a eficácia ou a responsabilidade continuam a decorrer. Há questões de segurança e privacidade dos dados. A inteligência artificial pode levar a cuidados de saúde mais dispendiosos. Há hipóteses de erros de diagnóstico. Pode haver responsabilidade pelo diagnóstico devido a um erro da máquina.[13]

Embora se fale muito sobre a forma como a Inteligência Artificial pode mudar a medicina dentária, subsistem dúvidas sobre se alguma vez irá substituir completamente os dentistas. A medicina dentária realizada por máquinas e sem interação humana não representa cuidados clínicos. As máquinas não podem fornecer intuição clínica, perceção intangível ou empatia, que são essenciais para fornecer cuidados de saúde individualizados e profissionalismo. O aspeto mais fascinante da comunicação entre humanos não pode ser facilmente traduzido em linguagem informática.[25]

A utilização indevida de dados e as preocupações com a segurança da Inteligência Artificial são outros parâmetros importantes na medicina dentária. Confiar inteiramente na máquina para decidir sobre os serviços de cuidados de saúde é fundamental, e confiar numa máquina não será bom para a saúde humana. Pode levar ao desemprego, à falta de criatividade e a um investimento inicial elevado.

Perspetiva dos doentes sobre a IA

Avaliação do conhecimento do paciente sobre Inteligência Artificial:

A maioria dos doentes avaliou os seus conhecimentos sobre Inteligência Artificial como "médios" ou "acima da média". Mais de metade dos participantes (52,5%) classificou os seus conhecimentos sobre Inteligência Artificial como "médios" ou "acima da média". No total, 47,5% classificaram os seus conhecimentos sobre Inteligência Artificial como "nada" ou "abaixo da média".

Principais vantagens de acordo com os pacientes sobre a inteligência artificial em medicina dentária:[63]

As três principais vantagens declaradas pelos inquiridos relativamente à utilização da inteligência artificial na medicina dentária foram

1) Melhoria da confiança no diagnóstico (60,8%).
2) Redução do tempo (48,3%).
3) Gestão da doença mais personalizada e baseada em provas (43,0%)

Outra vantagem declarada foi o princípio do duplo controlo. O princípio do duplo controlo é uma teoria que afirma que, para certas actividades (como a tomada de decisões no diagnóstico ou tratamento), são necessários pelo menos dois operadores/sistemas para aumentar a precisão e a transparência. Além disso, o impacto na relação de confiança entre o dentista e o doente foi considerado uma vantagem por apenas 9,1% dos inquiridos.

Principais desvantagens, segundo os pacientes, da utilização da inteligência artificial na medicina dentária:[32]

As três principais desvantagens declaradas pelos doentes relativamente à utilização da Inteligência Artificial na medicina dentária foram

(1) O impacto nas necessidades de mão de obra (37,7%)

(2) Novos desafios à relação de confiança entre o dentista e o paciente (36,2%).[12]

(3) Aumento dos custos dos cuidados dentários (31,7%).

(4) Falta de empatia.

As desvantagens adicionais expressas foram a responsabilidade, a negligência da educação e a aplicabilidade limitada para dentistas mais velhos, uma vez que está a surgir recentemente. Apenas 12,8% dos doentes declararam ter uma desvantagem em termos de privacidade dos dados[58].

A perspetiva do paciente sobre a melhoria da saúde oral pública:

Relativamente à questão de saber se a implementação da Inteligência Artificial conduziria a uma melhor saúde oral pública, a maioria (51,7%) respondeu que não tinha a certeza. Cerca de um quarto dos voluntários (27,5%) acreditava que a saúde oral pública iria registar uma grande melhoria devido à utilização da Inteligência Artificial.[63]

Normas aceitáveis de desempenho da inteligência artificial e fluxos de trabalho clínico de acordo com os doentes:

Cerca de metade dos doentes (47,2%) afirmou que a Inteligência Artificial deveria ter um desempenho melhor do que um dentista com um desempenho médio, enquanto 29,1% esperava que fosse tão boa como o melhor dentista. Apenas uma minoria (7,5%) exigiu que fosse melhor do que o dentista com melhor desempenho. Foram observadas diferenças significativas entre os pacientes mais jovens (18-35 anos) e os mais velhos (> 35 anos) em termos de padrões aceitáveis de desempenho da IA. Alguns dos doentes mais jovens estavam mais satisfeitos com o desempenho da IA, enquanto outros estavam satisfeitos, mas afirmaram que esta precisava de ser mais desenvolvida. Os doentes mais velhos esperavam um desempenho mais elevado da Inteligência Artificial.[12]

A maioria dos inquiridos tem uma opinião positiva sobre a capacidade da

Inteligência Artificial para melhorar os cuidados de saúde, mas manifesta preocupações quanto ao seu potencial para erros de diagnóstico, violações da privacidade, redução do tempo com os médicos e aumento dos custos, com os grupos raciais e étnicos minoritários a manifestarem maior preocupação. Os inquiridos mostraram-se mais confortáveis com a Inteligência Artificial

Inteligência em contextos clínicos específicos, e a maioria queria saber quando era utilizada nos seus cuidados. Em comparação com os não respondentes, os respondentes eram mais jovens, mas não foram encontradas diferenças significativas por sexo ou raça e etnia.[8]

Os médicos, os decisores políticos e os programadores devem estar cientes das opiniões dos doentes relativamente à inteligência artificial. Os doentes podem beneficiar da educação sobre a forma como esta está a ser incorporada nos cuidados de saúde e em que medida os médicos confiam nela para ajudar na tomada de decisões. Os trabalhos futuros devem analisar a forma como os pontos de vista evoluem à medida que os doentes se familiarizam com ela.[26]

Atitude, perceção e barreiras dos dentistas

Foi realizado um estudo para avaliar a atitude, a perceção e as barreiras relacionadas com a inteligência artificial do ponto de vista do dentista. Foi feito um inquérito e os seus conhecimentos e perceção foram avaliados através de um questionário. O questionário foi entregue aos participantes e foi-lhes pedido que assinalassem as respostas. 937 participantes enviaram respostas de oito faculdades de medicina dentária. Dos 937 estudantes, 10 participantes recusaram participar no inquérito. Os participantes do sexo feminino (67,7%) são mais numerosos do que os participantes do sexo masculino (32,3%). 783 (84,3%) participantes eram estudantes de licenciatura e 144 (15,7%) eram estudantes de pós-graduação.

A principal fonte de informação sobre inteligência artificial foram as redes sociais (Facebook, Instagram, etc.) (55,4%), revistas de jornais (13,1%), palestras na universidade (19,7%) e através de amigos e familiares (12,1%) dos participantes. Do total de respostas, 49,17% dos graduandos e 70,83% dos pós-graduandos tinham conhecimento da Inteligência Artificial na Odontologia. 61,94% dos licenciados e 68,06% dos pós-graduados têm conhecimentos básicos sobre o princípio de funcionamento da Inteligência Artificial e a diferença não foi estatisticamente significativa. *(P=0.16)*[5]

Relativamente à atitude em relação à Inteligência Artificial, 51,21% dos licenciados e 49,94% dos pós-graduados concordaram que as aplicações da Inteligência Artificial devem fazer parte da formação pré-graduada em medicina dentária. 52,08% dos pós-graduados discordaram que a Inteligência Artificial possa substituir os dentistas no trabalho, mas 33,72% dos graduados não fazem ideia de que a Inteligência Artificial possa substituir os dentistas no trabalho. 61,69% dos licenciados e 65,97% dos pós-graduados concordaram que a utilização da inteligência artificial na medicina dentária é excitante. Tanto os participantes da licenciatura como os da pós-graduação concordaram que a inteligência artificial conduzirá a grandes avanços na medicina dentária.

Na secção sobre perceção do questionário, houve uma ligeira diferença entre licenciados e pós-graduados quanto à concordância de que a inteligência artificial pode ser utilizada como "ferramenta de diagnóstico definitivo" no diagnóstico de doenças. Mais licenciados (70,14%) do que pós-graduados (59,64%) concordaram que a inteligência artificial pode ser utilizada na medicina dentária forense. 69,44% dos licenciados e 58,24% dos pós-graduados concordaram que a Inteligência Artificial pode ser utilizada como uma "ferramenta de prognóstico" para prever o curso de uma doença e determinar se existe uma hipótese de recuperação. Foi encontrada uma diferença significativa quando os participantes foram questionados sobre a utilização da inteligência artificial como uma "ferramenta de controlo de qualidade" para avaliar o sucesso dos tratamentos.[37]

A inteligência artificial pode ser utilizada como uma "ferramenta de planeamento do tratamento" em medicina dentária, de acordo com 75,69% dos licenciados e 61,43% dos pós-graduados. Do total de participantes, 68,06% dos licenciados e 54,41% dos pós-graduados concordaram que a inteligência artificial pode ser utilizada no posicionamento e planeamento tridimensional de implantes. Foi encontrada uma diferença muito ligeira entre licenciados e pós-graduados quando questionados sobre se a inteligência artificial pode ser utilizada para o diagnóstico radiográfico de cáries dentárias. 65,28% dos licenciados e 53,9% dos pós-graduados concordaram que a inteligência artificial pode ser utilizada no diagnóstico de lesões dos tecidos moles da boca.[44]

De acordo com 66,7% dos participantes, a falta de sensibilização é um dos principais obstáculos à utilização da inteligência artificial na medicina dentária. 55,4% dos participantes afirmaram que a falta de formação na faculdade e a falta de recursos técnicos são barreiras à utilização da inteligência artificial em medicina dentária. A falta de sensibilização e a falta de formação do pessoal na faculdade entre a licenciatura e a pós-graduação apresentam diferenças estatisticamente significativas. ($P < 0.01$). A não essencialidade no currículo é uma barreira de acordo com 28,5% dos participantes. 30,1% dos participantes concordaram que a inteligência artificial não é rentável, o que foi estatisticamente significativo ($P<0{,}01$) entre estudantes de graduação e pós-graduação.[52]

Apenas 5,1% dos pós-graduados e 8,2% dos participantes na licenciatura afirmaram que a inteligência artificial tem um futuro limitado e não é amiga dos doentes. Na era em que

a assistência técnica tem um papel fundamental, é muito importante não só ter conhecimentos, mas também explorar possíveis utilizações da tecnologia no domínio da medicina dentária. A utilização da inteligência artificial em combinação com as competências dos dentistas pode melhorar o diagnóstico, o prognóstico e o resultado do tratamento. A principal fonte de informação sobre Inteligência Artificial são os meios de comunicação social e não os académicos. Isto indica que é necessário ensinar os conceitos básicos da inteligência artificial a estudantes de licenciatura e pós-graduação, para que os estudantes possam obter informações adequadas e baseadas em provas nos próximos anos.[25]

Islam et al. sugeriram a utilização de Bolman e Deal's Reframing Organizations como um modelo infraestrutural para implementar o currículo de inteligência artificial nas faculdades de medicina dentária. Neste inquérito, enquanto 52,3% dos estudantes concordaram que a inclusão da inteligência artificial traria definitivamente grandes avanços na medicina dentária, houve um desacordo quanto ao facto de que substituiria completamente os dentistas.[28]

Divya Tandon et al. também explicaram que a inteligência artificial não pode substituir o papel dos cirurgiões-dentistas, o que pode dever-se ao envolvimento da perceção sensorial em diferentes tratamentos dentários e também ao papel da manobrabilidade do dentista. Outra razão pode ser o facto de a gestão do tratamento da doença dentária necessitar de uma discussão com os pacientes para criar confiança, segurança e empatia. Além disso, a maioria da população (62,8%) tinha conhecimentos sobre o princípio de funcionamento da inteligência artificial. No entanto, o rácio de conhecimento e desconhecimento sobre a aplicação da inteligência artificial na medicina dentária era quase igual.[9]

Rohan Sachdev et al. efectuaram um estudo para conhecer a sensibilização dos estudantes de medicina para a inteligência artificial. De um total de 401 estudantes de medicina, a maioria dos participantes (30,9%) concordou fortemente com a sensibilização para a inteligência artificial e 29% dos estudantes de medicina concordaram fortemente com o âmbito da integração da inteligência artificial no ensino médico na Índia. Estes resultados demonstraram mais uma vez o interesse dos estudantes de medicina dentária pelas novas tecnologias, como a inteligência artificial, e a sua vontade de aprender. Os participantes sublinharam que os princípios básicos de funcionamento da inteligência artificial devem ser ensinados em medicina dentária, tal como indicado noutros estudos da literatura. 62,3% dos participantes acharam que a utilização da inteligência artificial é empolgante e considerada como uma "ferramenta definitiva de diagnóstico, prognóstico e planeamento do tratamento". A maioria dos participantes concordou que a inteligência artificial pode ser utilizada para o diagnóstico radiográfico de cáries dentárias, para o diagnóstico de lesões dos tecidos moles da boca, para o posicionamento de implantes em 3D e na medicina dentária forense. [37]

Vários estudos propuseram diferentes modelos para a deteção de cáries, o diagnóstico de lesões patológicas orais, o posicionamento exato de implantes dentários e a utilização de dados em medicina dentária forense. Existem alguns desafios ou limitações, como a recolha de dados exactos, múltiplos modelos de inteligência artificial, etc., que devem ser considerados. Quase tanto os participantes com licenciatura como com pós-graduação acreditam que a inteligência artificial deve fazer parte do programa de formação dentária. Quando questionados sobre o obstáculo à utilização da inteligência artificial na medicina dentária, a maioria referiu a falta de sensibilização, enquanto a falta de pessoal de formação e de recursos técnicos também desempenha um papel importante[52].

A inteligência artificial no currículo de medicina dentária ajudará não só no tratamento dentário de alta qualidade, mas também na precisão do diagnóstico, no planeamento do tratamento e na previsão dos resultados do tratamento. Também ajuda na avaliação imparcial e objetiva dos estudantes no seu trabalho clínico e laboratorial, na utilização de materiais e equipamentos, etc. A maior parte da aprendizagem automática requer dados para a formação. O intercâmbio de conjuntos de formação e a aplicação de modelos devem ser efectuados com precaução para evitar violar os regulamentos HIPAA (Health Insurance Portability and Accountability Act de 1996). A lei HIPAA (Health Insurance Portability and Accountability Act de 1996) permite que os pacientes tenham controlo sobre o que

e a quantidade de dados de informação sobre saúde que podem ser divulgados mantendo a confidencialidade e a sensibilidade. A combinação de dados utilizando a inteligência artificial só pode ser benéfica quando os clínicos, os investigadores, os decisores políticos e a indústria discutem em conjunto para descobrir o melhor benefício possível. Isto não só reduz os erros de interpretação no futuro, como também melhora a aceitação e reduz os danos para o doente em grande escala. [19]

Há vários papéis da inteligência artificial na medicina dentária, tal como noutros domínios, para melhorar a sensibilidade e a especificidade em diferentes aplicações. Para melhorar e incentivar os estudantes no nível inicial de educação e formação, é extremamente importante acrescentar a inteligência artificial ao currículo de medicina dentária ou à formação regular. Sugere-se que os estudos futuros se concentrem no desenvolvimento de modelos com melhor precisão no diagnóstico e na previsão da avaliação dos resultados de diferentes tratamentos dentários. Além disso, são necessários estudos para ajudar os decisores políticos a conceber como e de que forma a inteligência artificial deve ser incorporada e avaliada pelos estudantes de medicina dentária nos seus currículos.[25]

Perspectivas futuras

Devido à necessidade de precisão e de troca instantânea de informações em medicina dentária, a Inteligência Artificial continuará a ligar-se à profissão de dentista em todos os aspectos. Os autores acreditam que, com a tendência atual e o rápido desenvolvimento recente da Inteligência Artificial, podemos esperar ver o seu impacto na medicina dentária num futuro muito próximo. A aprendizagem automática, especialmente a aprendizagem profunda, ajudará os investigadores a compreender melhor certas doenças multifactoriais; com a sua ajuda, será possível melhorar o conhecimento coletivo de doenças/condições orais que atualmente não são totalmente compreendidas.[10]

No futuro, esperamos que as clínicas dentárias estabeleçam um sistema de cuidados abrangentes com IA. Antes de cada consulta, o analisador do historial do paciente com IA avaliará o tratamento planeado com o sexo, a idade, os sinais vitais, o historial médico, os medicamentos actuais e o estado de saúde do paciente. O historial dentário do paciente será reconhecido a partir de uma série de radiografias e imagens 3D digitais. Com o gestor de pacientes de IA, os médicos poderão compreender melhor as preferências e as caraterísticas dos pacientes, o que melhorará a gestão dos pacientes.[26]

Durante a consulta, o diagnóstico proposto será gerado pelo detetor de problemas da IA, utilizando todas as informações para o médico como referência. As recomendações de tratamento serão fornecidas ao médico pela Inteligência Artificial. As preocupações médicas críticas, como alergias, interações com doenças e interações medicamentosas, também serão consideradas. Além disso, a Inteligência Artificial fornecerá aos médicos feedback durante o procedimento de tratamento para minimizar o erro humano. O resultado e o prognóstico serão previstos com exatidão. As tecnologias concebidas para os médicos dentistas ajudarão os clínicos a efetuar diagnósticos precisos e recomendações para planos de tratamento abrangentes, juntamente com o cálculo das possibilidades para cada um deles numa questão de segundos ou menos.[3]

O futuro "assistente dentário com IA" será capaz de analisar todas as informações disponíveis sobre o paciente e, potencialmente, ler as radiografias relevantes utilizando algoritmos pré-treinados. No entanto, esta ferramenta não substituirá o papel do médico; em alternativa, ajudará o médico dentista a efetuar um diagnóstico melhorado e altamente preciso durante o tratamento dentário. O papel da Inteligência Artificial permitirá várias propostas de tratamento interdisciplinares no planeamento do tratamento, com benefícios e possíveis complicações baseadas nas provas recolhidas. Os conhecimentos desta base de dados serão actualizados em tempo real a partir de uma base de dados científica. No entanto, os clínicos que receberem as opções de "aconselhamento de IA" manterão a responsabilidade de tomar a decisão correta por si próprios[53].

Com a tendência atual para a conceção assistida por computador/manufaturação assistida por computador (CAD/CAM), com certos materiais a exigirem um nível de precisão mais elevado em prótese dentária, será muito procurado um software de conceção laboratorial incorporado com capacidade de Inteligência Artificial. Este software ajudará os técnicos de laboratório a conceberem próteses com contornos higiénicos, estética ideal e expectativas de falhas mínimas. Para as próteses dentárias fixas, será possível digitalizar a estrutura dentária existente com um scanner ótico intra-oral e, em seguida, utilizar o software para analisar e propor opções terapêuticas. Para o edentulismo parcial, o programa poderá utilizar o algoritmo para propor o possível desenho de próteses dentárias parciais removíveis.[6]4

A terapia de implantes dentários será padronizada utilizando técnicas e tecnologia baseadas em investigação e clinicamente comprovadas. Após a realização de uma tomografia computorizada de feixe cónico e de um exame intra-oral, a Inteligência Artificial irá fundir automaticamente os dois, conceber a futura restauração e, em seguida, colocar o implante correto com o desenho adequado na posição ideal com base na espessura do tecido, no perfil de emergência, no osso tipo/espessura e no historial médico específico do paciente. A partir daí, o guia cirúrgico pode ser gerado e a cirurgia pode ser agendada.[58]

No futuro, os institutos dentários e as clínicas dentárias terão a oportunidade de construir a sua biblioteca de pacientes com Al. Com os grandes volumes de dados, incluindo os registos de saúde electrónicos, os gráficos de rádio digitais e os dados de acompanhamento longitudinal, será possível estabelecer uma fonte fiável para treinar o sistema de Inteligência Artificial. A previsão do prognóstico será melhorada com uma melhor compreensão de grandes quantidades de dados. A biblioteca de dados científicos da Inteligência Artificial manter-se-á actualizada com os conhecimentos da literatura atual, uma vez que pode aprender com a base de dados científica.[53]

Além disso, os testes práticos podem ser efectuados sem preconceitos utilizando a digitalização intra-oral 3D para situações pré-clínicas e clínicas. Em vez de o paciente de cada aluno ser verificado por dois membros do corpo docente, o paciente pode ser digitalizado e a Inteligência Artificial pode dar uma pontuação imparcial. Isto trará de volta a confiança aos sistemas de classificação e um feedback objetivo para a aprendizagem. Algumas escolas de medicina dentária, como a Columbia University College of Dental Medicine, já estão a incorporar a identificação por radiofrequência (RFID) nos instrumentos para compreender os tempos de utilização, câmaras nas cadeiras dentárias para registar os procedimentos e sensores de cadeira para determinar a hora de entrada e saída dos pacientes. Com todos os grandes volumes de dados das escolas de medicina dentária, os estudantes de medicina podem aprender a praticar de forma eficiente e com melhor ergonomia e resultados a longo prazo.[45]

À medida que os serviços baseados na Inteligência Artificial vão surgindo no mercado, os seus benefícios para o consultório dentário vão-se tornando mais proeminentes. Para os médicos dentistas de clínica geral, os algoritmos de Inteligência Artificial que fornecem respostas baseadas em dados são uma forma potencialmente inovadora de os consultórios dentários tomarem decisões no futuro. Aqui, os grandes volumes de dados permitem múltiplas formas de utilizar a Inteligência Artificial para tomar decisões comerciais na prática . Por exemplo, as radiografias e os exames intra-orais podem ser utilizados para tomar decisões comerciais em grande escala, como a aquisição de clínicas, a gestão de materiais dentários e a formação de pessoal. No entanto, é digno de nota mencionar que uma compreensão básica de como os grandes dados são recolhidos e como os algoritmos de Inteligência Artificial são programados é essencial para os médicos dentistas.[23]

Conhecer as vantagens e as limitações actuais das ferramentas de Inteligência Artificial pode ajudar os médicos a selecionar o serviço de Inteligência Artificial de forma sensata à medida que mais produtos entram no mercado. A utilização da Inteligência Artificial pelos seguros dentários continuará a desenvolver-se e, em última análise, permitirá a aprovação imediata dos pedidos de indemnização. Isto permitirá que os médicos carreguem as suas radiografias, exames intra-orais e fotografias para um fornecedor de seguros e obtenham instantaneamente uma resposta ao seu pedido de indemnização, proporcionando assim transparência no processo e permitindo que os pacientes obtenham cuidados dentários mais rápidos sem receio de não terem cobertura do seguro.[66]

Para além das técnicas clínicas, a experiência do paciente dentário irá aumentar com a utilização da Inteligência Artificial. A tecnologia aprenderá as preferências do paciente para permitir uma melhor experiência global. A Inteligência Artificial aprenderá em que dias e a que horas o paciente prefere visitar o dentista, a que temperatura prefere a sala ou a cadeira, que música ou entretenimento prefere e até a iluminação que mais relaxa o paciente. Ao melhorar a experiência dos pacientes dentários, mais pacientes terão cuidados de saúde oral adequados e, consequentemente, uma melhor saúde sistémica.[13]

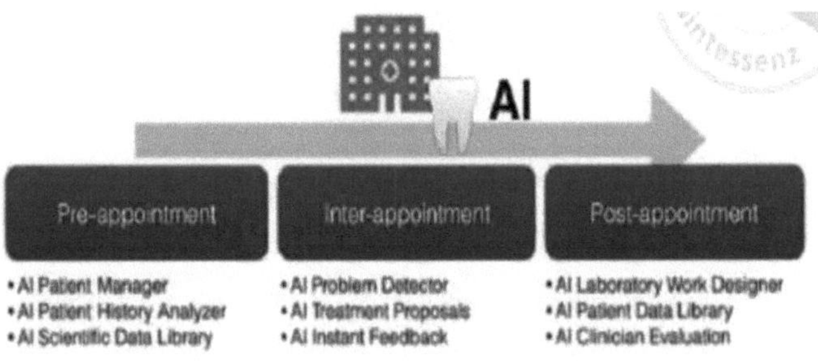

Os objectivos futuros da investigação em IA no sector da medicina dentária incluem não só elevar o desempenho dos modelos de IA a níveis especializados, mas também detetar lesões precoces que são invisíveis ao olho humano. Como a tecnologia continua a evoluir de forma invariável, a comunidade dentária encontra-se no limiar de uma revolução da IA que irá mudar para sempre a forma como a medicina dentária é exercida, tanto do ponto de vista clínico como da gestão da clínica. Já foram introduzidos vários produtos de gestão de clínicas que incorporam a Inteligência Artificial, incluindo um assistente digital que utiliza o processamento de línguas naturais para substituir as interfaces tradicionais de apontar e clicar e um optimizador de horários baseado na aprendizagem.[10]

Além disso, as técnicas de Inteligência Artificial de aprendizagem profunda começarão a ter um impacto crescente na medicina dentária clínica. Estas ferramentas são capazes de detetar anomalias em imagens que até os clínicos podem ignorar, ao mesmo tempo que executam as suas descobertas em tempo real para se integrarem perfeitamente em qualquer fluxo de trabalho clínico. À medida que os sistemas de aprendizagem profunda continuam a crescer em inteligência, as ferramentas aumentarão a precisão do diagnóstico. Pelo contrário, esta ascensão das máquinas permitirá um desempenho a um nível mais elevado, facilitando essencialmente o trabalho.[6]

À semelhança de outros domínios, a medicina dentária também está a avançar para uma nova era de medicina baseada em dados assistida por robôs. A assistência dentária robótica tem potencial para ser aplicada em diferentes domínios, incluindo a ortodontia, a implantologia e a prótese dentária. Para melhorar a aplicabilidade da Inteligência Artificial na medicina dentária, são necessários sistemas mais flexíveis para atingir um desempenho ao nível humano e melhorar ainda mais a fiabilidade dos modelos baseados na Inteligência Artificial na prática clínica.[25]

Conclusão

As novas tecnologias são desenvolvidas e adoptadas rapidamente no domínio da medicina dentária. A inteligência artificial é uma das mais promissoras, com caraterísticas como a elevada exatidão e eficiência se forem utilizados dados de formação imparciais e se um algoritmo for devidamente treinado. Os médicos dentistas podem identificar a inteligência artificial como uma ferramenta suplementar para reduzir a sua carga de trabalho e melhorar a precisão e a exatidão no diagnóstico, na tomada de decisões, no planeamento do tratamento, na previsão dos resultados do tratamento e no prognóstico da doença. O domínio da inteligência artificial transformou a medicina e a medicina dentária de várias formas.

Embora os sistemas de inteligência artificial sejam uma mais-valia para a medicina dentária e o ensino da medicina dentária, o sistema biológico humano é complexo e é de notar que estes avanços tecnológicos são ainda o início das inovações e descobertas da humanidade. Além disso, a inteligência artificial só pode ajudar o clínico a executar as tarefas de forma eficiente, mas não substitui o intelecto do conhecimento humano, a competência e o planeamento do tratamento. A inteligência artificial deve ser encarada como uma ferramenta de aumento para ajudar os dentistas a realizar tarefas mais úteis, como a integração de informações sobre os doentes e o reforço das relações profissionais.

A inteligência artificial contemporânea é excelente na utilização de conhecimentos estruturados e na compreensão de grandes quantidades de dados. Mas não é capaz de criar associações como o cérebro humano e só parcialmente é capaz de tomar decisões complicadas numa situação clínica. Em situações pouco claras, especificamente, é necessária uma compreensão de nível superior que depende da experiência dos dentistas para efetuar exames físicos, incluir histórias clínicas, avaliar resultados estéticos e promover a conversação. É fundamental salientar que uma boa comunicação paciente-dentista requer uma avaliação não-verbal das esperanças, ansiedades e expectativas do paciente. Isto é verdade apesar dos debates polémicos em torno da inclusão da empatia nos algoritmos dos robôs afectivos para transmitir emoções artificiais. Estas vias de comunicação são intuitivas e não planeadas.

A Inteligência Artificial representa uma abordagem eficaz para analisar dados clínicos dentários. É promissor que a medicina dentária esteja a avançar na direção da tecnologia robótica e orientada para os dados. Embora esta tecnologia tenha sido aplicada a algumas das especialidades dentárias em contextos académicos e de investigação, ainda não foi totalmente introduzida na investigação dentária nem atingiu a prontidão tecnológica e a rentabilidade para entrar no mercado dentário. São necessários mais estudos, incluindo ensaios clínicos aleatórios, para confirmar o valor deste conceito na prática dentária, com o objetivo de fornecer cuidados dentários orientados por dados e de elevado desempenho, que possam melhorar rapidamente a ciência, a economia e a prestação de opções de tratamento óptimas para os pacientes.

Referências

1. Gokul GL, Ganesh S B, Don KR. Inteligência Artificial em Odontologia - Uma Revisão.Indian J. Forensic Med. Toxicol.2020 Oct 1;14(4).
2. Ding H, Wu J, Zhao W, Matinlinna JP, Burrow MF, Tsoi JK. Inteligência artificial em odontologia - uma revisão. Front. dent. med. 2023 Fev 20;4:1085251.
3. Agrawal P, Nikhade P. Artificial intelligence in dentistry: past, present, and future (Inteligência artificial em medicina dentária: passado, presente e futuro). Cureus. 2022 Jul;14(7).
4. Meghil MM, Rajpurohit P, Awad ME, McKee J, Shahoumi LA, Ghaly M. Artificial intelligence in dentistry (Inteligência artificial em medicina dentária). Dent. Rev. 2022 Mar 1;2(1):100009.
5. Bonny T, Al Nassan W, Obaideen K, Al Mallahi MN, Mohammad Y, El- Damanhoury HM. Papel contemporâneo e aplicações da inteligência artificial em medicina dentária.F1000 Res. 2023;12.
6. Liu L, Watanabe M, Ichikawa T. Robótica em odontologia: uma revisão narrativa. Dent.J. 2023 Feb 24;11(3):62.
7. Chen YW, Stanley K, Att W. Inteligência artificial em medicina dentária: aplicações actuais e perspectivas futuras. Quintessence Int. 2020 Mar 1;51(3):248-57.
8. Schwendicke FA, Samek W, Krois J. Artificial intelligence in dentistry: chances and challenges. J. Dent. Res. 2020 Jul;99(7):769-74.
9. Singh N, Pandey A, Tikku AP, Verma P, Singh BP. Atitude, perceção e barreiras dos profissionais de medicina dentária em relação à inteligência artificial. J Oral Biol Craniofac Res. 2023 Sep 1;13(5):584-8.
10. Fatima A, Shafi I, Afzal H, Díez ID, Lourdes DR, Breñosa J, Espinosa JC, Ashraf I.

Avanços na odontologia com inteligência artificial: aplicações clínicas atuais e perspectivas futuras. InHealthcare 2022 Oct 31;10(11):2188.

11. Park WJ, Park JB. História e aplicação de redes neurais artificiais em medicina dentária. Eur. J. Dent. 2018 Oct;12(04):594-601.

12. Jaggi P, Priyadarshi S, Gautam J, Agarwal N, Srivastava R. Artificial intelligence in dentistry: A boon or bane? J Dent Spec. 2023 Jul 1;11(2).

13. Mitra R, Tarnach G. Artificial intelligence-A boon for dentistry (Inteligência artificial - uma bênção para a medicina dentária). Int. Dent. J. Stud. Res.2022 Abr 1;10(2).

14. Karobari MI, Adil AH, Basheer SN, Murugesan S, Savadamoorthi KS, Mustafa M, Abdulwahed A, Almokhatieb AA. Avaliação da precisão do diagnóstico e do prognóstico da inteligência artificial em medicina dentária endodôntica: Uma revisão exaustiva da literatura. Comput Math Methods Med.2023;2023(1):7049360.

15. Vishwanathaiah S, Fageeh HN, Khanagar SB, Maganur PC. Inteligência Artificial: seus usos e aplicações em Odontopediatria: A Review. J.Biomed. 2023; 11(3):788.

16. Ahn, Y.; Hwang, J.J.; Jung, Y.H.; Jeong, T.; Shin, J. Sistema automatizado de classificação de mesiodens usando aprendizado profundo em radiografias panorâmicas de crianças. J.Diag 2021, 11, 1477.

17. Kaya, E.; Gunec, H.G.; Gokyay, S.S.; Kutal, S.; Gulum, S.; Ates, H.F. Propondo um Método CNN para a Deteção e Enumeração de Dentes Primários e Permanentes em Radiografias Dentárias Pediátricas. J. Clin. Pediatr. Dent. 2022, 46, 293-298.

18. Khanagar SB, Al-Ehaideb A, Vishwanathaiah S, Maganur PC, Patil S, Naik S, et al.Âmbito e desempenho da tecnologia de inteligência artificial no diagnóstico ortodôntico, planeamento do tratamento e tomada de decisões clínicas - uma revisão

sistemática. J Dent Sci.(2021) 16(1):482-92.

19. Mohd, N.; Razali, M.; Fauzi,M.B.; Abu Kasim, N.H. Avaliações biológicas in vitro e in vivo de andaimes impressos em 3D para aplicações dentárias. Int. J. Mol. Sci. 2023, 24,12881.

20. Mohd, N.; Razali, M.; Ghazali, M.J.; Abu Kasim, N.H. Avanços actuais de três Aplicação de Bioimpressão Dimensional em Medicina Dentária: A Scoping Review. J. Mater 2022, 15, 6398.

21. Saghiri MA, Asgar K, Boukani KK, et al: Uma nova abordagem para localizar o forame apical menor usando uma rede neural artificial. Int Endod J. 2012, 45:257-65.

22. Petersson A, Axelsson S, Davidson T, et al: Diagnóstico radiológico de lesões do tecido ósseo periapical em endodontia: uma revisão sistemática. Int Endod J. 2012, 45:783801.

23. Tewary S, Luzzo J, Hartwell G: Radiografia endodôntica: quem está a ler a radiografia digital? J Endod.2011, 37:919-21.

24. Babu A, Onesimu JA, Sagayam KM. Inteligência artificial em medicina dentária: conceitos, aplicações e desafios de investigação. InE3S Web of Conferences 2021,297:01074

25. 24. Alexander B, John S: Inteligência Artificial em Medicina Dentária: Conceitos actuais e uma espreitadela no futuro. Int J Adv Res. 2018, 30:1105-8.

26. Tandon D, Rajawat J: Presente e futuro da inteligência artificial em medicina dentária. J Oral Biol Craniofac Res.2020, 10:391-6.

27. Aminoshariae A, Kulild J, Nagendrababu V: Inteligência artificial em endodontia: Aplicações actuais e direcções futuras. J Endod. 2021, 47:1352-7.

28. El-Kareh R, Sittig DF. Melhorar o diagnóstico através da tecnologia: Apoio à

decisão, inteligência artificial e muito mais. Crit Care Clin. 2022 Jan;38(1): 129-39.

29. Gupta R, Srivastava D, Sahu M, Tiwari S, Ambasta RK, Kumar P. Artificial intelligence to deep learning: machine intelligence approach for drug discovery. Mol Divers. 2021;25(3):1315-60.

30. Garcia-Vidal C, Sanjuan G, Puerta-Alcalde P, Moreno- García E, Soriano A. Inteligência artificial para apoiar processos de decisão clínica. EBioMedicine. 2019 Jul 11;46:27-9.

31. Asiri AF, Altuwalah AS. O papel da inteligência artificial neural no diagnóstico e planeamento do tratamento em endodontia: Uma revisão qualitativa. Saudi Dent J. 2022 maio;34(4):270-81.

32. Ilhan B, Lin K, Guneri P, Wilder-Smith P. Melhorar os resultados do cancro oral com imagens e inteligência artificial. J Dent Res. 2020 Mar;99(3):241-8.

33. Ahmad P, Alam MK, Aldajani A, Alahmari A, Alanazi A, Stoddart M, et al. Dental Robotics: Uma tecnologia disruptiva. J.Sens. 2021 11 de maio;21(10):3308.

34. Wankhade TD, Ingale SW, Mohite PM, Bankar NJ. Artificial Intelligence in Forensic Medicine and Toxicology (Inteligência artificial em medicina legal e toxicologia): The Future of Forensic Medicine (O futuro da medicina legal). Cureus. 2022 Aug;14(8):e28376.

35. Askar H, Krois J, Rohrer C, Mertens S, Elhennawy K, Ottolenghi L, Mazur M, Paris S, Schwendicke F. 2021. Detectando lesões de manchas brancas em fotografias dentárias usando aprendizado profundo: um estudo piloto. J Dent. 107:103615.

36. Litzenburger F, Heck K, Pitchika V, Neuhaus KW, Jost FN, Hickel R, Jablonski-Momeni A, Welk A, Lederer A, Kühnisch J. 2018. Confiabilidade inter e intraexaminador da radiografia bitewing e transiluminação de luz infravermelha

próxima para deteção e avaliação de cáries proximais. Dentomaxillofac Radiol.47(3):20170292.

37. Moutselos K, Berdouses E, Oulis C, Maglogiannis I. 2019. Reconhecendo cáries oclusais em imagens intraorais dentárias usando aprendizado profundo. Annu Int ConfIEEE Eng Med Biol Soc. 2019:1617-1620.

38. Ossowska, A.; Kusiak, A.; 'Swietlik, D. Artificial Intelligence in Dentistry- Narrative Review. Int. J. Environ. Res. Public Health 2022, 19, 3449.

39. Geetha, V.; Aprameya, K.; Hinduja, D.M. Dental caries diagnosis in digital radiographs using back-propagation neural network.Health Inf. Sci. Syst. 2020, 8, 114.

40. Kositbowornchai, S.; Plermkamon, S.; Tangkosol, T. Desempenho de uma rede neural artificial para a deteção de fracturas radiculares verticais: um estudo ex vivo. Dental Traumatol. 2013, 29, 151-155.

41. Amasya, H.; Yildirim, D.; Aydogan, T.; Kemaloglu, N.; Orhan, K. Avaliação da maturação vertebral cervical em radiografias cefalométricas laterais utilizando inteligência artificial: Comparação de modelos de classificadores de aprendizagem automática. Dentomaxilofac. Radiol. 2020,49, 20190441.

42. Kim, J.; Lee, H.S.; Song, I.S.; Jung, K.H. DeNTNet: Rede de transferência neural profunda para a deteção de perda óssea periodontal usando radiografias dentárias panorâmicas. Sci. Rep. 2019, 9, 17615.

43. Li, H.; Zhou, J.; Zhou, Y.; Chen, J.; Gao, F.; Xu, Y.; Gao, X. Modelo automático e interpretável para o diagnóstico de periodontite em radiografias panorâmicas. MICCAI 2020; pp. 2454-2463.

44. Beam AL , Kohane IS . Big data e aprendizagem automática nos cuidados de saúde. JAMA 2018;319(13):1317-18 .

45. Bini SA . Inteligência artificial, aprendizado de máquina, aprendizado profundo e computação cognitiva: o que esses termos significam e como eles impactarão os cuidados de saúde? J Arthro- plasty 2018;33(8):2358-61 .

46. Jung SK , Kim TW . Nova abordagem para o diagnóstico de extracções com aprendizagem automática de redes neurais. Am J Orthod Dentofacial Orthop 2016;149(1):127-33 .

47. Moghimi S , Talebi M , Parisay I . Conceção e implementação de um sistema híbrido de algoritmo genético e rede neural artificial para prever os tamanhos de caninos e pré-molares não irrompidos . Eur J Orthod 2012;34(4):480-6 .

48. Mago VK , et al. Sistema de apoio à decisão clínica para tratamento dentário. J Comput Sci 2012;3(5):254-61 .

49. Hashimoto DA, Rosman G, Rus D, et al: Artificial intelligence in surgery: promises and perils. Ann. Surg. 2018; 268(1): 70-76.

50. Murphy K, Di Ruggiero E, Upshur R, et al: Artificial intelligence for good health: a scoping review of the ethics literature. BMC Med.Ethics. 2021; 22(1): 1-17.

51. Shan T, Tay F, Gu L: Aplicação da inteligência artificial em medicina dentária. J. Dent. Res. 2021; 100(3): 232-244.

52. Achararit P, Manaspon C, Jongwannasiri C, et al: Artificial Intelligence-Based Diagnosis of Oral Lichen Planus Using Deep Convolutional Neural Networks (Diagnóstico de líquen plano oral baseado em inteligência artificial usando redes neurais convolucionais profundas). Eur. J. Dent.2023.

53. Thrall JH, Li X, Li Q, et al: Artificial intelligence and machine learning in radiology: opportunities, challenges, pitfalls, and criteria for success. J. Am. Coll. Radiol. 2018; 15(3): 504-508.

54. Zhou X-Y, Guo Y, Shen M, et al: Aplicação de inteligência artificial em cirurgia. Front. Med. 2020; 14(4): 417-430.

55. Revilla-Leon M, Gomez-Polo M, Vyas S, Barmak BA, Ozcan M, Att W, Krishnamurthy VR. Aplicações de inteligência artificial em dentisteria de restauração: uma revisão sistemática. J Prosthet Dent. 2021;128(5):867-75.

56. Gimenez T, Piovesan C, Braga MM, Raggio DP, Deery C, Ricketts DN, Ekstrand KR, Mendes FM. Inspeção visual para deteção de cárie: uma revisão sistemática e meta-análise. J Dent Res. 2015;94(7):895-904.

57. Thurzo A, Urbanová W, Novák B, Czako L, Siebert T, Stano P, Mareková S, Fountoulaki G, Kosnácová H, Varga I. Onde é que a Inteligência Artificial é aplicada na Medicina Dentária? Revisão sistemática e análise da literatura. Healthc (Basel). 2022;10(7):1269.

58. Putra RH, Doi C, Yoda N, Astuti ER, Sasaki K. Aplicações actuais e desenvolvimento de

de inteligência artificial para radiografia dentária digital. Dentomaxillofac Radiol. 2022;51(1):20210197.

59. Liang H, Tsui BY, Ni H, Valentim CCS, Baxter SL, Liu G, Cai W, Kermany DS, Sun X, Chen J, et al. Avaliação e diagnóstico exato de doenças pediátricas utilizando inteligência artificial. Nat Med. 2019;25(3):433-8.

60. Nguyen TT, Larrivee N, Lee A, Bilaniuk O, Durand R. Utilização de inteligência artificial em odontologia: tendências clínicas actuais e avanços na investigação. J Can Dent Assoc. 2021;87:l7.

61. Kelly CJ, Karthikesalingam A, Suleyman M, Corrado G, King D. Key challenges for delivering clinical impact with artificial intelligence. BMC Med. 2019;17(1):1-9.

62. Gandomi, A.; Haider, M. Beyond the hype: Conceitos, métodos e análises de Big Data. Int. J. Inf. Manag.2015, 35, 137-144.

63. Jiang, F.; Jiang, Y.; Zhi, H.; Dong, Y.; Li, H.; Ma, S.;Wang, Y.; Dong, Q.; Shen, H.;Wang, Y. Inteligência artificial nos cuidados de saúde: Passado, presente e futuro. Stroke Vasc. Neurol. 2017, 2, 230-243.

64. Fazal, M.I.; Patel, M.E.; Tye, J.; Gupta, Y. O papel passado, presente e futuro da inteligência artificial na imagiologia.Eur. J. Radiol. 2018, 105, 246-250.

65. Tomita, Y.; Uechi, J.; Konno, M.; Sasamoto, S.; Iijima, M.; Mizoguchi, I. Precisão dos modelos digitais gerados por métodos convencionais de impressão/modelo de gesso e digitalização intra-oral. Dent. Mater. J. 2018, 37, 628-633.

66. Kim, T.; Cho, Y.; Kim, D.; Chang, M.; Kim, Y.J. Segmentação de dentes de dados de digitalização 3D usando redes adversárias generativas. Appl. Sci. 2020, 10, 490.

67. Ferrucci D, Levas A, Bagchi S, Gondek D, Mueller ET. Watson: para além do perigo! Artif Intell 2013; 199-200: 93-105.

68. Do S, Song KD, Chung JW. Noções básicas de aprendizado profundo: um guia do radiologista para entender os artigos de radiologia publicados sobre aprendizado profundo. Korean J Radiol 2020; 21: 33-41.

69. Nagi R, Aravinda K, Rakesh N, Gupta R, Pal A, Mann AK. Aplicações clínicas e desempenho de sistemas inteligentes em radiologia dentária e maxilofacial: uma revisão. Imaging Sci Dent 2020; 50:81-92.

70. Schwendicke, F.; Chaurasia, A.;Wiegand, T.; Uribe, S.E.; Fontana, M.; Akota, I.; Tryfonos, O.; Krois, J.; IADR e-oral health network and the ITU/WHO focus group AI for Health. Inteligência artificial para os cuidados de saúde oral e dentária: Core Educati on Curriculum.J. Dent. 2023, 128, 104363.

71. Xie X, Wang L, Wang A. Modelação de redes neurais artificiais para decidir se são necessárias extracções antes do tratamento ortodôntico. Angle Orthod 2010;80:262e6.

72. Devito KL, De Souza Barbosa F, Felippe Filho WN. Uma rede neural artificial perceptron multicamadas para diagnóstico de cárie dentária proximal. Oral Surg Oral Med Oral Pathol Oral Radiol Endod 2008;106:879e84.

73. Manchala S Reddy , Shishir R Shetty , Raghavendra M Shetty , Venkataramana Vannala , Shakeel Sk .O futuro da periodontia reside na inteligência artificial: Mito ou realidade? J Invest Clin Dent. 2019;00:e12423.

74. Johari M, Esmaeili F, Andalib A, Garjani S, Saberkari H. Deteção de fracturas radiculares verticais em dentes pré-molares intactos e tratados endodonticamente através da conceção de uma rede neural probabilística : um estudo ex vivo. Dentomaxillofacial Radiol 2017;46: 20160107.

75. De Tobel J, Radesh P, Vandermeulen D, Thevissen PW. Uma técnica automatizada para avaliar o desenvolvimento do terceiro molar inferior em radiografias panorâmicas para estimativa de idade: um estudo piloto. J Forensic Odontostomatol 2017;35:42e54.

76. Aubreville M, Knipfer C, Oetter N, et al. Classificação automática de tecido canceroso em imagens de endomicroscopia a laser da cavidade oral utilizando aprendizagem profunda. Sci Rep 2017;7:11979.

77. Zhang W, Li J, Li Z, et al. Previsão do inchaço facial pós-operatório após a extração de terceiros molares inferiores impactados através da avaliação de redes neurais artificiais. Sci Rep 2018;8:12281.

78. Lee JS, Adhikari S, Liu L, Jeong HG, Kim H, Yoon SJ. Deteção de osteoporose em radiografias panorâmicas usando um sistema de diagnóstico assistido por computador baseado em rede neural convolucional profunda: um estudo preliminar.

Dentomaxillofacial Radiol 2019; 48:20170344.

79. Lee JH, Kim DH, Jeong SN, Choi SH. Diagnóstico e previsão de dentes periodontalmente comprometidos usando um algoritmo de rede neural convolucional baseado em aprendizado profundo. J Periodontal Implant Sci 2018;48:114e23.

80. Baugh D, Wallace J. O papel da instrumentação apical no tratamento do canal radicular: uma revisão da literatura. J Endod 2005;31: 333-40.

81. Yu HJ, Cho SR, Kim MJ, Kim WH, Kim JW, Choi J. Classificação esquelética automatizada com cefalometria lateral baseada em inteligência artificial. J Dent Res 2020;99:249e56.

82. Thanathornwong B. Sistema de apoio à decisão baseado em Bayesian para avaliar as necessidades para tratamento ortodôntico. Healthc Inform Res 2018;24:22e8.

83. Zhang K, Wu J, Chen H, Lyu P. Um método eficaz de reconhecimento de dentes usando árvore de etiquetas com estrutura de rede em cascata. Comput Med Imag Graph 2018;68:61e70.

84. Choi HI, Jung SK, Baek SH, et al. Modelo inteligente artificial com aprendizagem de máquina de rede neural para o diagnóstico de cirurgia ortognática. J Craniofac Surg 2019;30:1986e9.

85. Patcas R, Bernini DAJ, Volokitin A, Agustsson E, Rothe R, Timofte R. Aplicação de inteligência artificial para avaliar o impacto do tratamento ortognático na atratividade facial e na idade estimada. Int J Oral Maxillofac Surg 2019;48:77e83.

86. Casalegno F, Newton T, Daher R, et al. Deteção de cáries com transiluminação no infravermelho próximo usando aprendizado profundo. J Dent Res 2019;98:1227e33.

87. Kise Y, Ikeda H, Fujii T. Estudo preliminar sobre a aplicação do sistema de aprendizagem profunda ao diagnóstico da síndrome de sjogren em imagens de TC.

Dentomaxillofacial Radiol 2019;48: 20190019.

88. Hiraiwa T, Ariji Y, Fukuda M. Um sistema de inteligência artificial de aprendizagem profunda para avaliação da morfologia radicular do primeiro molar inferior em radiografia panorâmica. Dento maxillofacial Radiol 2019;48:20180218.

89. Ekert T, Krois J, Meinhold L. Aprendizagem profunda para a deteção radiográfica de lesões apicais. J Endod 2019;45: 917e22.

90. Tuzoff DV, Tuzova LN, Bornstein MM. Deteção e numeração de dentes em radiografias panorâmicas usando redes neurais convolucionais. Dentomaxillofacial Radiol 2019;48: 20180051.

91. Mallishery S, Chhatpar P, Banga KS, Shah T, Gupta P. A precisão da dificuldade dos casos e das decisões de encaminhamento: uma abordagem automatizada inovadora. Clin Oral Invest 2020;24:1909e15.

92. Patcas R, Timofte R, Volokitin A. Atratividade facial de pacientes com fissura: uma comparação direta entre a pontuação baseada em inteligência artificial e os grupos de avaliadores convencionais. Eur J Orthod 2019;41:428e33.

93. Ariji Y, Fukuda M, Kise Y. Avaliação de imagens de tomografia computorizada com contraste de metástases de gânglios linfáticos cervicais em doentes com cancro oral utilizando um sistema de aprendizagem profunda de inteligência artificial. Oral Surg Oral Med Oral Pathol Oral Radiol 2019;127:458e63.

94. Ariji Y, Sugita Y, Nagao T. Avaliação por TC da extensão extranodal de metástases de nódulos linfáticos cervicais em doentes com carcinoma espinocelular oral utilizando a classificação de aprendizagem profunda. Oral Radiol 2020;36:148e55.

95. Schwendicke F, Elhennawy K, Paris S, Friebertsha P, Krois J. Aprendizagem

profunda para deteção de lesões de cárie em imagens de transiluminação de luz infravermelha próxima: um estudo piloto. J Dent 2020;92:103260.

96. Kunz F, Stellzig-Eisenhauer A, Zeman F, Boldt J. Inteligência artificial em ortodontia: avaliação de uma análise cefalométrica totalmente automatizada utilizando uma rede neural convolucional personalizada. J Orofac Orthop 2020;81:52e68.

97. Tuzo, D.V.Tuzova, L.N Bornstein, M.M. Krasnov, A.S.Kharchenko, M.A. Nikolenko, S.I.;Sveshnikov, M.M.; Bednenko, G.B. Tooth detection and numbering in panoramic radiographs using convolutional neural networks. Dentomaxilofac. Radiol. 2019, 48, 20180051.

98. Yeung, A.W.K.; Jacobs, R.; Bornstein, M.M. Novos protocolos de baixa dose utilizando a tomografia computorizada de feixe cónico em medicina dentária: Uma revisão centrada nas indicações, limitações e possibilidades futuras. Clin. Oral Investig.2019, 23, 2573-2581.

99. Leite, A.F.; Vasconcelos, K.F.; Willems, H.; Jacobs, R. Radiómica e aprendizagem automática nos cuidados de saúde oral.Proteom. Clin. Appl. 2020, 14, e1900040.

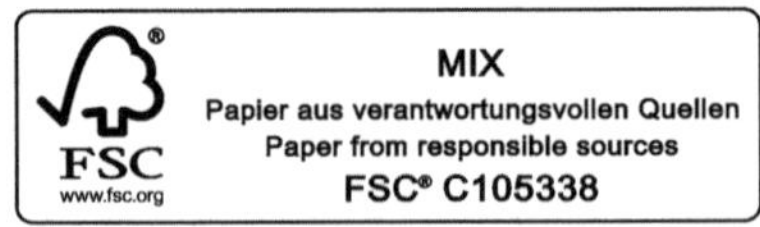

Printed by Books on Demand GmbH, Norderstedt / Germany